医学影像与超声技术

主编 曹 艳 吴文娟 孙铁峰 高梅菊

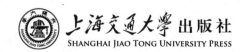
上海交通大學出版社
SHANGHAI JIAO TONG UNIVERSITY PRESS

内容提要

本书以临床常见病和多发病的影像诊断为重点，以简练的语言概括了疾病的影像特征，并使用了大量的图片以加深读者印象，适合广大影像科医师和技师在临床工作中参考使用，也适合临床医师在选择影像检查方法、学习疾病影像表现时参考使用。

图书在版编目（CIP）数据

医学影像与超声技术 / 曹艳等主编. --上海 ： 上
海交通大学出版社，2023.10
　　ISBN 978-7-313-29008-3

　　Ⅰ．①医… Ⅱ．①曹… Ⅲ．①影像诊断②超声波诊断
Ⅳ．①R445

　　中国国家版本馆CIP数据核字（2023）第120600号

医学影像与超声技术
YIXUE YINGXIANG YU CHAOSHENG JISHU

主　　编：曹　艳　吴文娟　孙铁峰　高梅菊
出版发行：上海交通大学出版社　　　　　　　地　　址：上海市番禺路951号
邮政编码：200030　　　　　　　　　　　　　电　　话：021-64071208
印　　制：广东虎彩云印刷有限公司
开　　本：710mm×1000mm　1/16　　　　　经　　销：全国新华书店
字　　数：209千字　　　　　　　　　　　　印　　张：12
版　　次：2023年10月第1版　　　　　　　　插　　页：2
书　　号：ISBN 978-7-313-29008-3　　　　　印　　次：2023年10月第1次印刷
定　　价：198.00元

编委会

主　编

曹　艳（中南大学湘雅三医院）

吴文娟（山东省金乡县人民医院）

孙铁峰（山东省寿光市人民医院）

高梅菊（山东省青岛市第八人民医院）

副主编

王　颖（上海市第七人民医院）

罗　琼（广东省汕头市中心医院）

石　岩（联勤保障部队第970医院威海分院）

张西伟（中国人民解放军第八十集团军医院）

F 前言
Foreword

在过去的 100 多年中，医学影像学与其他检查技术相辅相成，为疾病的精确诊断和个体化治疗提供了有力保障，为临床医学发展做出了巨大的贡献，现已成为临床医学最为重要的检查手段之一。自 20 世纪后期到现在，随着众多新技术、新方法的出现，医学影像学获得了迅猛发展。

目前，医学影像学不仅能够提供适时、三维、动态的大体影像解剖学信息，而且能够反映疾病分子水平的功能和代谢状态；不仅能够辅助诊断、鉴别与治疗疾病，而且发展出了放射介入治疗、核医学治疗、超声介入等临床常用的微创性治疗手段。这对影像科医师和非影像科医师都提出了更高的要求，他们必须不断完善和充实自己，才能跟上新技术发展的要求。因此，让广大医务工作者更好地了解现代医学影像学，合理利用好各种影像诊疗手段，更好地为患者服务，是医学教育中不可忽视的重要任务。为了反映当前影像医学最新研究进展，更好地为临床诊疗提供客观依据，培养更多合格的影像学医师，我们特组织编写了这本《医学影像与超声技术》。

本书在编写过程中充分考虑了读者群体的特点，吸收了编者多年来的临床工作经验，同时紧跟医学影像学的发展趋势，摒弃了过时的理念，力图反映当前医学影像学的发展现状，具有很强的临床实用性。本书以临床常见病和多发病为重点，以简练的语言概括了疾病的主要特征，并添加了大量的图片,让读者能在有限的时间内掌握影像的精粹,是一本集专业性、前沿性、可操作性于一体的参考工具书。本书适合广大影像科医师和技师在临床工作中参考使用,也适合临床医师在选择影像检查方法、学习疾病影像表现时参考使用。

本书编者大多来自临床一线,书稿编纂经验有限,再加上编写时间仓促,书中可能存在某些粗疏或偏颇之处,在此恳请广大读者对本书内容提出批评指正,以便再版时改进。

《医学影像与超声技术》编委会

2023 年 1 月

C目录
Contents

第一章

颅脑疾病的CT诊断

第一节　脑血管疾病

急性期脑血管疾病(CVD)以脑出血和脑梗死多见,CT 和 MRI 诊断价值大;动脉瘤和血管畸形则需配合 DSA、CTA 或 MRIA 诊断。

一、脑出血

(一)病理和临床概述

脑出血是指脑实质内的出血,依原因可分为创伤性和非创伤性,后者又称原发性或自发性脑内出血,多指高血压、动脉瘤、血管畸形、血液病和脑肿瘤等引起的出血,以高血压性脑出血常见,多发于中老年高血压和动脉硬化患者。出血好发于基底核、丘脑、脑桥和小脑,易破入脑室。血肿及伴发的脑水肿引起脑组织受压、软化和坏死。血肿演变分为急性期、吸收期和囊变期,各期时间长短与血肿大小和年龄有关。

(二)诊断要点

边界清楚的肾形、类圆形或不规则形均匀高密度影,周围水肿带宽窄不一,局部脑室受压移位(图 1-1)。破入脑室可见脑室内积血。

急性期表现为脑内密度均匀一致的高密度灶,呈卵圆形或圆形为主,CT 值为 50～80 HU;吸收期始于 3～7 天,可见血肿周围变模糊,水肿带增宽,血肿缩小并密度减低,小血肿可完全吸收;囊变期始于 2 个月以后,较大血肿吸收后常遗留大小不等的囊腔,伴有不同程度的脑萎缩。

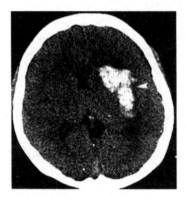

图 1-1　脑出血

女性患者,68 岁,突发言语不清、左侧肢体偏瘫 4 小时就诊,CT
显示左侧基底核区条片状高密度影,左侧侧脑室受压变形

(三)鉴别诊断

脑外伤出血,结合外伤史可以鉴别。

(四)特别提示

血肿不同演变时期 CT 显示的密度不同,容易误诊,应密切结合临床。

二、脑梗死

(一)病理和临床概述

脑梗死包括缺血性和出血性脑梗死及腔隙性脑梗死。缺血性脑梗死是指脑血管闭塞导致供血区域脑组织缺血性坏死。原因:脑血栓形成,继发于脑动脉硬化、动脉瘤、血管畸形、炎性或非炎性脉管炎等;脑栓塞,如血栓、空气、脂肪栓塞;低血压和凝血状态。病理上分为缺血性、出血性和腔隙性脑梗死。出血性脑梗死是指部分缺血性脑梗死继发梗死区内出血。腔隙性脑梗死为深部髓质小动脉闭塞所致,为脑深部的小梗死,在脑卒中病变中占 20%,主要好发中老年人,常见于基底核、内囊、丘脑、放射冠及脑干。

(二)诊断要点

1.缺血性梗死

CT 示低密度灶,其部位和范围与闭塞血管供血区一致,皮髓质同时受累,多呈扇形。基底贴近硬膜。可有占位效应。2～3 周时可出现"模糊效应",病灶变为等密度而不可见。增强扫描可见脑回状强化。1～2 个月后形成边界清楚的低密度囊腔(图 1-2A)。

2.出血性梗死

CT示在低密度脑梗死灶内,出现不规则斑点、片状高密度出血灶,占位效应较明显(图1-2B)。

3.腔隙性梗死

CT表现为脑深部的低密度缺血灶,大小为5～15 mm,无占位效应(图1-2C)。

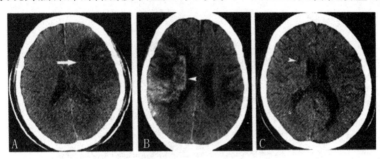

图 1-2　脑梗死

A.男性患者,75岁,突发肢体偏瘫1天,CT显示左侧额、颞叶大片低密度梗死灶;
B.女性患者,64岁,突发肢体偏瘫5小时,经诊断为右颞大片脑梗死后入院后行溶栓治疗。3天后病情加重,CT显示右侧颞顶叶大片出血性脑梗死;C.女性患者,67岁,头昏3天,CT显示右侧颞叶基底核区腔隙性脑梗死(箭头)

(三)鉴别诊断

脑炎:结合病史和临床症状及实验室检查。

(四)特别提示

CT对急性期及超急性期脑梗死的诊断价值不大,应行MRI弥散加权扫描。病情突然加重时应行CT复查,明确有无梗死后出血即出血性脑梗死,以指导治疗。

三、动脉瘤

(一)病理和临床概述

动脉瘤好发于脑底动脉环及附近分支,是蛛网膜下腔出血的常见原因,发生的主要原因是血流动力学改变,尤其是血管分叉部血癌流动对血管壁形成剪切力及搏动压力造成血管壁退化;动脉粥样硬化也是常见因素;另外常与其他疾病伴发,如纤维肌肉发育异常、马方综合征等。按形态可分为常见的浆果形、少见的梭形及罕见的主动脉夹层。浆果形的囊内可有血栓形成。

(二)诊断要点

分为 3 型,Ⅰ 型无血栓动脉瘤(图 1-3A),平扫呈圆形高密度区,均一性强化;Ⅱ 型部分血栓动脉瘤(图 1-3B),平扫中心或偏心处高密度区,中心和瘤壁强化,其间血栓无强化,呈"靶征";Ⅲ 型完全血栓动脉瘤,平扫呈等密度灶,可有弧形或斑点状钙化,瘤壁环形强化。动脉瘤破裂时 CT 图像上多数不能显示瘤体,但可见并发的蛛网膜下腔出血、脑内血肿、脑积水、脑水肿和脑梗死等改变。

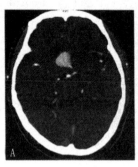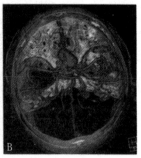

图 1-3　前交通动脉瘤

A.男性患者,24 岁,因不明原因蛛网膜下腔出血而行 CT 检查,增强可见鞍上池前方可见一囊样结节灶,强化程度与动脉相仿;B.CTA 的 VRT 重建显示前交通动脉瘤

(三)鉴别诊断

1.脑膜瘤

与脑膜宽基相接。

2.脑出血

结合病史及临床症状。

(四)特别提示

CTA 对动脉瘤显示价值重大,可以立体旋转观察载瘤动脉、瘤颈及其同周围血管的空间关系。

四、脑血管畸形

(一)病理和临床概述

脑血管畸形为胚胎期脑血管的发育异常,根据 Mc Cormick 1996 年分类,分为动、静脉畸形,毛细血管扩张症,血管曲张和海绵状血管瘤等。动、静脉畸形最常见,好发于大脑中动脉、后动脉系统,由供血动脉、畸形血管团和引流静脉构成。好发于男性,以 20～30 岁最常见。儿童常以脑出血、成人以癫痫就诊。

(二)诊断要点

CT 显示不规则混杂密度灶,可有钙化,并呈斑点或弧线形强化,水肿和占位效应缺乏(图 1-4A)。可合并脑血肿、蛛网膜下腔出血及脑萎缩等改变。

(三)鉴别诊断

海绵状血管瘤,增强扫描呈轻度强化,病灶周围无条状、蚓状强化血管影。MRI 可显示典型的网格状或爆米花样高低混杂信号,周围见低信号环。

(四)特别提示

CTA 价值重大,可以立体旋转观察供血动脉和引流静脉(图 1-4B)。MRI显示更清楚。

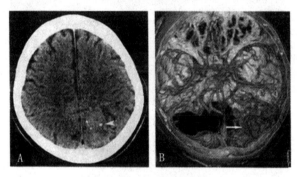

图 1-4 颅内动静脉畸形

A.男性患者,19 岁,因癫痫不规则发作 5 年来院检查,CT 平扫显示左侧顶、枕部脑实质内可见多发斑点状钙化影,局部脑实质密度增高。DSA 证实为颅内动静脉畸形;B.CTA 的 VRT 重建显示为左侧顶枕叶 AVM

第二节 颅 内 感 染

颅内感染的病种繁多,包括细菌、病毒、真菌和寄生虫感染,主要通过血行性感染或邻近感染灶直接扩散侵入颅内,少数可因开放性颅脑损伤或手术造成颅内感染。改变包括脑膜炎、脑炎和动静脉炎。

一、脑脓肿

(一)病理和临床概述

脑脓肿以耳源性常见,多发于颞叶和小脑;其次为血源性、鼻源性、外伤性和隐源性等。病理上分为急性炎症期、化脓坏死期和脓肿形成期。

(二)诊断要点

急性炎症期呈大片低密度灶,边缘模糊,伴占位效应,增强无强化;化脓坏死期,低密度区内出现更低密度坏死灶,轻度不均匀性强化;脓肿形成期,平扫见等密度环,内为低密度并可有气泡影,呈环形强化,其壁完整、光滑、均匀,或多房分隔(图 1-5)。

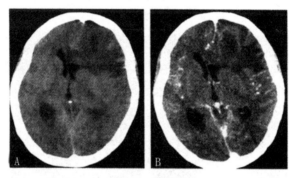

图 1-5 脑脓肿

男性患者,24 岁,因头痛、呕吐 2 天入院,CT 平扫显示左额叶不规则低密度灶,占位效应明显。增强可见病灶呈环形均匀强化,未见明显壁结节,中心低密度区无明显变化,周围水肿明显,左侧侧脑室前角明显受压移位变形。考虑为脓肿形成,经抗感染治疗后情况好转

(三)鉴别诊断

(1)胶质瘤:胶质瘤的环状强化厚薄不均,形态不规则,常呈花环状、结节状强化,中心坏死区密度不等,CT 值常＞20 HU。

(2)脑梗死多见于老年高血压患者,有明确突发病史,经复查随访,占位效应减轻。

(3)与肉芽肿病鉴别。

(四)特别提示

CT 诊断该病应结合病史、脑脊液检查。

二、结核性脑膜脑炎

(一)病理和临床概述

结核性脑膜脑炎是结核分枝杆菌引起脑膜弥漫性炎性反应,并波及脑实质,好发于脑底池。脑膜渗出和肉芽肿为其基本病变,可合并结核球、脑梗死和脑积水。

(二)诊断要点

CT 早期可无异常发现。脑底池大量炎性渗出时,其密度增高,失去正常透明度;增强扫描脑膜广泛强化,形态不规则。肉芽肿增生则见局部脑池闭塞并结节状强化。

脑结核球平扫呈等或低密度灶,增强扫描呈结节状或环形强化。

(三)鉴别诊断

蛛网膜下腔出血,平扫呈高密度,增强扫描无明显强化,脑底池形态规则,无局部闭塞及扩张改变;此外需同脑囊虫病,转移瘤及软脑膜转移等鉴别,需结合病史。

(四)特别提示

CT 诊断应结合脑脊液检查、X 线胸片检查等。

三、脑猪囊尾蚴病

(一)病理和临床概述

脑猪囊尾蚴病为猪绦虫囊尾蚴在脑内异位寄生所致。人误食绦虫卵或节片后,卵壳被胃浊消化后,蚴虫经肠道血流而散布于全身寄生。脑猪囊尾蚴病为其全身表现之一,分为脑实质型、脑室型、脑膜型和混合型。脑内囊虫的数目不一,呈圆形,直径 4~5 mm。囊虫死亡后退变为小圆形钙化点。

(二)诊断要点

脑实质型 CT 表现为脑内散布多发性低密度小囊,多位于皮、髓质交界区,囊腔内可见致密小点代表囊虫头节。不典型者可表现为单个大囊、肉芽肿、脑炎或脑梗死。脑室型以第四脑室多见;脑膜型多位于蛛网膜下隙,和脑膜粘连,CT直接征象有限,多间接显示局部脑室或脑池扩大,相邻脑实质光滑受压。常合并脑积水。囊壁、头节和脑膜有时可强化。

(三)鉴别诊断

1.蛛网膜囊肿

常位于颅中窝、侧裂池,边缘较平直,可造成颅骨压迫变薄。

2.转移癌

呈大小不一的圆形低密度灶,增强扫描环状、结节状强化,病灶周围明显水肿。

3.脑结核

结合病史、CT 特点可以区别。

(四)特别提示

需要结合有无疫区居住史、有无生食史等。

四、急性播散性脑脊髓炎

(一)病理和临床概述

急性播散性脑脊髓炎或称急性病毒性脑脊髓炎,可见于病毒(如麻疹、风疹、水痘等)感染后或疫苗(如牛痘疫苗、狂犬病疫苗等)接种后,临床表现为发热、呕吐、嗜睡、昏迷。一般在病毒感染后 2~4 天或疫苗接种后 10~13 天发病。发病可能与自身免疫机制有关。

(二)诊断要点

CT 表现急性期脑白质内多发、散在性低密度灶,半卵圆中心区明显,有融合倾向,增强呈环形强化。慢性期表现为脑萎缩。

急性病毒性脑炎时,主要表现为早期脑组织局部稍肿胀,中、后期可以出现密度减低(图 1-6),增强扫描可以有局部软脑膜强化,增厚改变,脑沟显示欠清。

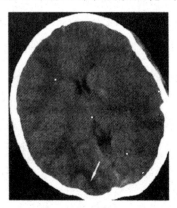

图 1-6　病毒性脑炎

女性患者,11 岁,因头昏嗜睡 2 天,CT 可见右侧枕叶局部脑皮质肿胀、白质水肿改变,经脑脊液检查证实为病毒性脑炎

(三)鉴别诊断

同软脑膜转移、结核性脑膜炎等鉴别。

(四)特别提示

应进行脑脊液检查。MRI及增强扫描对显示该病有很好的效果。

五、肉芽肿性病变

(一)病理和临床概述

肉芽肿种类繁多,主要有炎症性和非炎症性。侵犯脑内的肉芽肿主要有炎症性,其中以结核性最常见。炎症性肉芽肿是炎症局部形成主要以巨噬细胞增生构成的境界清楚的结节样病变。病因有结核、麻风、梅毒、真菌及寄生虫、异物、其他疾病等。临床表现与颅内占位类似。

(二)诊断要点

CT平扫表现等或稍高密度的边界清楚的结节灶(图1-7)。增强扫描呈结节样强化,也可以因内部发生坏死而呈环形强化,后者常见于结核性肉芽肿。少部分肉芽肿内可见钙化。可以单发或多发。好发于大脑皮质灰质下。

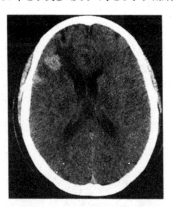

图1-7　结核性肉芽肿

男性患者,32岁,因头晕、嗜睡3天就诊,CT平扫显示右侧额、颞叶大脑皮质灰质下及灰质区可见高密度结节灶,右侧侧脑室前角扩大伴局部白质区低密度改变,手术病理检查为结核性肉芽肿

(三)鉴别诊断

(1)脑转移肿瘤,水肿较明显,增强扫描呈环状或结节状,一般有原发病史,临床复查随访进展明显。

(2)同部分脑肿瘤鉴别困难。

(四)特别提示

应进行脑脊液检查。MRI 及增强扫描对显示该病有很好的效果。

第三节 颅 脑 外 伤

颅脑外伤是脑外科常见病,国内统计占损伤的第 1～2 位,为年轻人第 1 位死因。颅脑外伤多由直接暴力所致,极少可由间接暴力引起。目受力部位不同和外力类型、大小、方向不同,可造成不同程度的颅内损伤,如脑挫裂伤、脑内、外出血等,脑外出血又包括硬膜外、硬膜下和蛛网膜下腔出血。急性脑外伤病死率高。CT 应用以来,脑外伤诊断水平不断提高,极大降低了病死率和病残率。

一、脑挫裂伤

(一)病理和临床概述

脑挫裂伤是临床最常见的颅脑扭伤之一,包括脑挫伤和脑裂伤。脑挫伤是指外力作用下脑组织发生局部静脉淤血、脑水肿、脑肿胀和散在的小灶性出血。脑裂伤则是指脑膜、脑组织或血管撕裂。二者常合并存在,故统称为脑挫裂伤。

(二)诊断要点

CT 表现为低密度脑水肿区内,散布斑点状高密度出血灶。小灶性出血可以互相融合,病变小而局限时可以没有占位效应,但广泛者可以有占位征象(图 1-8)。

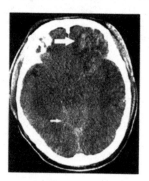

图 1-8　颅脑外伤 2 小时后 CT 检查

大箭头所示为左额叶挫裂伤,小箭头为小脑上池蛛网膜下腔出血

早期低密度水肿不明显,随着时间推移,水肿区逐渐扩大,第 3～5 天达到高峰,以后出血灶演变为低密度,最终形成软化灶。

（三）鉴别诊断

（1）部分容积效应,前颅底骨可能因部分容积效应反映到脑额叶高密度影,但薄层扫描后即消失。

（2）出血性脑梗死,有相应的临床表现和病史。

（四）特别提示

CT 可以快速诊断,病变小者如治疗及时一般能痊愈,不遗留或很少有后遗症。病变较大者形成软化灶。

二、脑内血肿

（一）病理和临床概述

外伤性脑内血肿约占颅内血肿的 5%。多发生于额、颞叶,即位于受力点或对冲部位脑表面区,与高血压性脑出血好发位置不同。绝大多数为急性血肿且伴有脑挫裂伤和/或急性硬膜下血肿。少数为迟发血肿,多于伤后 48～72 小时内复查 CT 时发现。

（二）诊断要点

CT 表现为边界清楚的类圆形高密度灶（图 1-9）。血肿进入亚急性期时呈等密度,根据占位效应和周围水肿,结合外伤史,CT 仍能诊断。

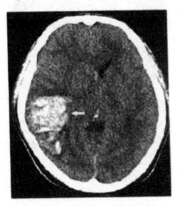

图 1-9　脑内血肿

颅脑急性外伤后 6 小时行 CT 检查,可见右颞脑内血肿,周边

可见低密度水肿带,右侧侧脑室受压改变,中线结构左移

(三)鉴别诊断

主要与高血压性脑出血鉴别,根据有无外伤史很容易鉴别。

(四)特别提示

CT可以快速诊断,如果血肿较大,可以进行立体定向血肿穿刺抽吸术。如外伤后CT扫描原来无血肿患者有进行性意识障碍者,应及时进行CT复查,以除外迟发性血肿。

三、硬膜外血肿

(一)病理和临床概述

硬膜外血肿位于颅骨内板与硬膜之间的血肿,临床常见,占30%。主要因脑膜血管破裂所致,脑膜中动脉常见,血液聚集硬膜外间隙。硬膜与颅骨内板粘连紧密,故血肿较局限,呈梭形。临床表现因血肿大小、部位及有无合并伤而异。典型表现为外伤后昏迷、清醒、再昏迷。此外,有颅内压增高表现,严重者可出现脑疝。

(二)诊断要点

CT表现为颅板下见局限性双凸透镜形、梭形或半圆形高密度灶(图1-10),多数密度均匀,但亦可不均匀,呈高、等混杂密度影,主要是新鲜出血与血凝块收缩时析出的血清混合所致。

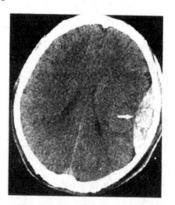

图1-10　硬膜外血肿

颅脑外伤后3小时行CT检查,左颞可见梭形高密度影,手术证实为硬膜外血肿

硬膜外血肿多位于骨折附近,一般不跨越颅缝。跨越者常以颅缝为中心呈"3"字形。

（三）鉴别诊断

主要与高血压性脑出血鉴别，根据有无外伤史很容易鉴别。

（四）特别提示

CT对硬膜外血肿具有很重要的诊断价值，应注意的是硬膜外血肿一般伴有局部颅骨骨折。

四、硬膜下血肿

（一）病理和临床概述

硬膜下血肿是位于硬膜与蛛网膜之间的血肿，临床常见，占颅内血肿40%。主要因静脉窦损伤出血所致，血液聚集于硬膜下腔，沿脑表面分布。急性期是指外伤后3天内发生的血肿，约占硬膜下血肿的70%。病情多较危重，常有意识障碍；亚急性期是指外伤后4天至3周内发生的血肿，约占硬膜下血肿5%，原发损伤一般较轻，出血较慢，血肿形成较晚，临床表现较急性者出现晚且轻；慢性期是指伤后3周以上发生的血肿，约占20%。慢性硬膜下血肿并非是急性或亚急性硬膜下血肿的迁延，而是有其自身的病理过程。可为直接损伤或间接的轻微损伤，易忽略。好发老年人，为脑萎缩使脑表面与颅骨内板间隙增宽，外伤时脑组织在颅腔内移动度较大所致血管断裂出血。慢性硬膜下血肿常不伴有脑挫裂伤，为单纯性硬膜下血肿。患者症状轻微，多于伤后数周或数月出现颅内压增高、神经功能障碍及精神症状来就诊。

（二）诊断要点

急性期见颅板下新月形或半月形高密度影，常伴有脑挫裂伤或脑内血肿，脑水肿和占位效应明显（图1-11）。亚急性表现为颅板下新月形或半月形高、等密度或混杂密度区。1～2周后可变为等密度；慢性期表现为颅板下新月形或半月形低密度、等密度、高密度或混杂密度区。血肿的密度和形态与出血时间、血肿大小、吸收情况及有无再出血有关。

（三）鉴别诊断

主要与硬膜外血肿鉴别，硬膜下血肿呈新月形，可以跨越颅缝。

（四）特别提示

CT对急性硬膜下血肿诊断很有价值，但对亚急性、慢性硬膜下血肿却显示欠佳，血液因其顺磁性，所以在MRI下显示非常清楚，应进一步行MRI检查。

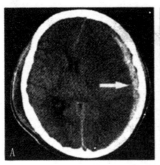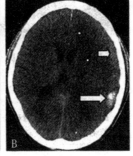

图 1-11　硬膜下血肿 CT 检查

A.颅脑外伤 5 小时后行 CT 检查,可见左侧额、颞、顶颅板下新月形高密度影,手术证实为硬膜下血肿;B.1 周前有颅脑外伤史的患者,CT 检查发现左侧额、颞、顶颅板下新月形等密度影(小箭头),部分有高密度(长箭头)为新鲜出血,手术证实为慢性硬膜下血肿伴少量新鲜出血

五、外伤性蛛网膜下腔出血

(一)病理和临床概述

外伤性蛛网膜下腔出血,有近期外伤史,蛛网膜小血管破裂所致,多位于大脑纵裂和脑底池。脑挫裂伤是外伤性蛛网膜下腔出血的主要原因,两者常并存。

(二)诊断要点

CT 表现为脑沟、脑池内密度增高影,可呈铸形。大脑纵裂出血多见,形态为中线区纵行窄带形高密度影。出血亦见于外侧裂池、鞍上池、环池、小脑上池或脑室内。蛛网膜下腔出血一般 7 天左右吸收。

(三)鉴别诊断

结核性脑膜炎,根据近期外伤史和临床症状容易鉴别。

(四)特别提示

CT 在急性期显示较好,积血一般数天后吸收消失。伤后 5～7 天后,CT 难以显示,血液因其顺磁性,所以在 MRI 下显示非常清楚,故应行 MRI 检查。

六、硬膜下积液

(一)病理和临床概述

硬膜下积液又称硬膜下水瘤。占颅脑外伤的 0.5%～1.0%。系外伤致蛛网膜撕裂,使裂口形成活瓣,导致脑脊液聚积。可因出血而成为硬膜下血肿。临床上可无症状,也可以有颅内压增高的临床表现。

(二)诊断要点

颅骨内板下方新月形均匀低密度区,密度与脑脊液相似,多位于双侧额部。纵裂硬膜下积液表现为纵裂池增宽,大脑镰旁为脑脊液样低密度区(图 1-12)。

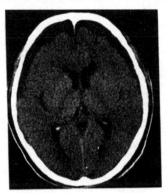

图 1-12 硬膜下积液

颅脑外伤 7 天后 CT 复查示双侧额、颞部颅板下可见新月形低密度影,为硬膜下积液

(三)鉴别诊断

老年性脑萎缩,根据年龄情况和其他部分脑实质有无萎缩等情况可以鉴别。

(四)特别提示

CT 诊断硬膜下积液时应结合临床病史及年龄等因素。

第四节 颅 脑 肿 瘤

CT 检查目的主要在于确定颅脑中有无肿瘤,并对其做出定位、定量乃至定性诊断。根据病灶所在的位置及其与脑室、脑池和脑叶的对应关系及同相邻硬膜与颅骨结构的比邻关系多不难做出定位诊断,但临界部位肿瘤,仅轴位扫描可能出现定位困难,需要薄层扫描后再进一步多方位重建。MRI 因多方位扫描,一般定位无困难。

CT 灌注扫描有助于脑瘤内血管生成及血流状态的研究,而脑瘤内血管生成对肿瘤生长、分级、预后有重要影响。CT 灌注可以反映血管生成引起血流量、血容量和毛细血管通透性的改变,从而有助于判断肿瘤的生物学特性,并估计预后情况。

一、星形细胞肿瘤

(一)病理和临床概述

星形细胞肿瘤成人多发生于大脑,儿童多见于小脑。按肿瘤组织学分为6种类型,且依细胞分化程度不同分属于不同级别。1993 年 WHO 分类,将星形细胞瘤分为局限性和弥漫性两类。Ⅰ级,即毛细胞型、多形性黄色星形细胞瘤及室管膜下巨细胞型星形细胞瘤,占胶质瘤 5%～10%,小儿常见。Ⅱ级星形细胞瘤,包括弥漫性星形细胞瘤、多形性黄色星形细胞瘤(Ⅱ级),间变性星形细胞瘤为Ⅲ级,胶质母细胞瘤为Ⅳ级。Ⅰ～Ⅱ级肿瘤的边缘较清楚,多表现为瘤内囊腔或囊腔内瘤结节,肿瘤血管较成熟;Ⅲ～Ⅳ级肿瘤呈弥漫浸润生长,肿瘤轮廓不规则,分界不清,易发生坏死、出血和囊变,肿瘤血管丰富且分化不良。

(二)诊断要点

1.Ⅰ级星形细胞瘤

(1)毛细胞型常位于颅后窝,具有包膜,一般显示为边界清楚的卵圆形或圆形囊性病变,但内部囊液 CT 值较普通囊液高,20～25 HU。瘤周水肿和占位效应较轻。部分可呈实质性,但密度仍较脑实质为低(图 1-13)。增强扫描无或轻度强化,延迟扫描可见造影剂进入囊内。

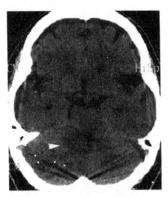

图 1-13 毛细胞型星形细胞瘤

男性患者,63 岁,因头昏不适 3 个月来院就诊,CT 显示小脑
右侧低密度影,边界尚清;第四脑室受压变形。病变内部 CT
值约 20 HU。手术病理为毛细胞型星形细胞瘤

(2)多形性黄色星形细胞瘤通常位于大脑皮质的表浅部位,一半以上为囊性,增强后囊内可见强化结节,囊壁不强化。不足一半为实质性,密度不均,有钙化及出血,增强后不均强化。

（3）10％～15％结节性硬化患者可以发生此瘤，常位于室间孔附近，形成分叶状肿块，并可见囊变及钙化。增强扫描有明显强化。

2.Ⅱ级星形细胞瘤

平扫呈圆形或椭圆形等或低密度区，边界常清楚，但可见局部或弥漫性浸润生长，15％～20％有钙化及出血，增强扫描一般不强化。Ⅲ～Ⅳ级肿瘤多呈高、低或混杂密度的囊性肿块，可有斑点状钙化和瘤内出血，肿块形态不规则，边界不清，占位效应和瘤周水肿明显，增强扫描多呈不规则环形伴壁结节强化，有的呈不均匀性强化（图1-14、图1-15）。

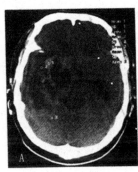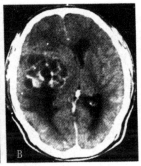

图1-14　Ⅲ级星形细胞瘤

A、B.男性患者，26岁，因头昏1个月，癫痫发作2天，行CT扫描示左侧颞叶片状不规则高低混杂密度囊性肿块，边界不清，增强扫描呈不规则环形伴壁结节强化。手术病理为Ⅲ级星形细胞瘤

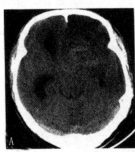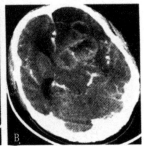

图1-15　胶质母细胞瘤

A、B.男性患者，17岁，因头痛2个月来院就诊，CT示：左额叶密度不均肿块影，边界不清，中心及周围低密度，侧脑室受压变形，中线结构向右移位，增强呈环状中度不均强化肿块影，环形欠规则，厚薄不均，内为不均低密度，病灶前较大低密度水肿区。手术病理为胶质母细胞瘤

(三)鉴别诊断

（1）脑梗死：同Ⅱ级星形细胞瘤相鉴别。一般脑梗死与相应供血血管的区域

形态相似,如楔形、扇形、底边在外的三角形等,无或轻微占位效应,并且2～3周后增强扫描可见小斑片状或结节状强化。

(2)脑脓肿:有相应的临床症状,增强扫描厚壁强化较明显。

(3)转移瘤一般多发,有明显的水肿。

(四)特别提示

CT对星形细胞瘤诊断价值有限,MRI对颅内病变显示尤为清晰,并可以多方位、多参数成像,应补充MRI检查。

二、脑膜瘤

(一)病理和临床概述

脑膜瘤多见于中年女性,起源于蛛网膜粒帽细胞,多居于脑外,与硬脑膜粘连。好发部位为矢状窦旁、脑凸面、蝶骨嵴、嗅沟、脑桥小脑角、大脑镰和小脑幕等,少数肿瘤位于脑室内。肿瘤包膜完整,多由脑膜动脉供血,血运丰富,常有钙化,少数有出血、坏死和囊变。组织学分为上层型、纤维型、过渡型、砂粒型、血管瘤型等15型。脑膜瘤以良性为最常见,少部分为恶性,侵袭性生长。

(二)诊断要点

平扫肿块呈等或略高密度,常见斑点状钙化。多以广基底与硬膜相连,类圆形,边界清楚,瘤周水肿轻或无,静脉或静脉窦受压时可出现中度或重度水肿。颅板侵犯引起骨质增生或破坏。增强扫描呈均匀性显著强化(图1-16)。

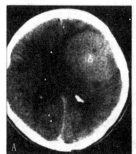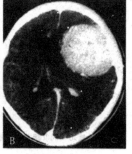

图 1-16　纤维型脑膜瘤

A、B.CT检查显示肿瘤为卵圆形,均匀的略高密度灶,
与硬脑膜相连,邻近脑沟消失,有白质受压征,增强后
明显均匀强化。术后病理为纤维型脑膜瘤

少数恶性或侵袭性脑膜瘤可以侵犯脑实质及局部骨皮质,但基本也基于局部脑膜向内、外发展。

(三)鉴别诊断

(1)转移瘤:一般有大片裂隙样水肿及多发病变,较容易鉴别。

(2)胶质瘤:一般位于脑内,与脑膜有关系者,可见为窄基相接,增强强化不如脑膜瘤。

(3)神经鞘瘤:位于脑桥小脑角区时较难鉴别,但 MRI 有较大意义。

(四)特别提示

CT 对该病有较好的价值,但显示与脑膜的关系不如 MRI。

三、垂体瘤

(一)病理和临床概述

绝大多数为垂体腺瘤。按其是否分泌激素可分为非功能性腺瘤和功能性腺瘤。直径<10 mm者为微腺瘤,>10 mm者为大腺瘤。肿瘤包膜完整,较大肿瘤常因缺血或出血而发生坏死、囊变,偶可钙化。肿瘤向上生长可穿破鞍隔突入鞍上池,向下可侵入蝶窦,向两侧可侵入海绵窦。

(二)诊断要点

肿瘤较大时,蝶鞍可扩大,鞍内肿块向上突入鞍上池,或侵犯一侧或者两侧海绵窦。肿块呈等或略高密度,内常有低密度灶,均匀、不均匀或环形强化。

局限于鞍内<10 mm的微腺瘤,宜采取冠状面观察,平扫不易显示,增强呈等、低或稍高密度结节(图 1-17)。间接征象有垂体高度>8 mm,垂体上缘隆突,垂体柄偏移和鞍底下陷。

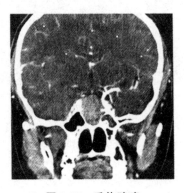

图 1-17　垂体腺瘤

CT 检查示垂体窝内可见类圆形稍高密度影,边界清楚,蝶鞍扩大,鞍底

下陷;增强扫描肿瘤均匀强化。术后病理为垂体腺瘤

(三)鉴别诊断

(1)颅咽管瘤:位于鞍区一侧,位于鞍区时鞍底无下陷或鞍底骨质无变化。

(2)脑膜瘤:位于蝶嵴的脑膜瘤与脑膜关系密切。

(四)特别提示

注意部分垂体微腺瘤 CT 需要冠状位扫描,可以显示垂体柄偏移,正常垂体柄位正中或下端极轻的偏斜(倾斜角为 1.5°左右),若明显偏移肯定为异常。MRI 矢状位、冠状位扫描对显示正常垂体及垂体病变有重要价值。

四、听神经瘤

(一)病理和临床概述

听神经瘤为成人常见的颅后窝肿瘤。起源于听神经鞘膜,早期位于内耳道内,以后长入脑桥小脑角池,包膜完整,可出血、坏死、囊变。

(二)诊断要点

头颅 X 线平片示内耳道呈锥形扩大,骨质可破坏。CT 示脑桥小脑角池内等、低或高密度肿块,瘤周轻、中度水肿,偶见钙化或出血,均匀、非均匀或环形强化(图 1-18)。第四脑室受压移位,伴幕上脑积水。骨窗观察内耳道呈锥形扩大。

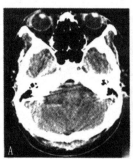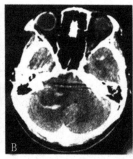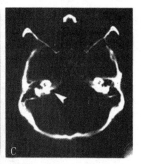

图 1-18 听神经瘤 CT 检查

A、B.女性患者,29 岁,右侧耳鸣 7 个月,近来加重伴共济失调,CT 扫描可见右侧脑桥小脑角区肿块,宽基于岩骨尖,内有大片囊变区。增强呈实质部分明显强化;C.骨窗观察可见右侧内听道喇叭口扩大(箭头所指),"十"字所示为颈静脉孔

(三)鉴别诊断

1.桥小脑脚区的脑膜瘤

CT 骨窗观察可见内听道无喇叭口样扩大是重要征象。

2.表皮样囊肿

匍行生长、沿邻近蛛网膜下腔铸型发展、包绕其内神经和血管、无水肿等可以鉴别,MRI对诊断该疾病有很好的优势。

3.颅咽管瘤

CT可见囊实性病变伴包膜蛋壳样钙化。

4.特别提示

内听道处应薄层扫描,内耳道呈锥形扩大。高强场MRI行局部轴位、冠状位扫描可以显示位于内听道内较小的肿瘤。

五、颅咽管瘤

(一)病理和临床概述

颅咽管瘤来源于胚胎颅咽管残留细胞的良性肿瘤,以儿童多见,多位于鞍上。肿瘤可分为囊性和实性,囊性多见,囊壁和实性部分多有钙化,常见为鸡蛋壳样钙化。

(二)诊断要点

鞍上池内类圆形肿物,压迫视交叉和第三脑室前部,可出现脑积水。肿块呈不均匀低密度为主的囊实性改变或呈类圆形囊性灶(图1-19A),囊壁可以有鸡蛋壳形钙化,实性部分也可以不规则钙化,呈高密度。囊壁和实性部分呈环形均匀或不均匀强化,部分颅咽管瘤呈实性见图1-19B。

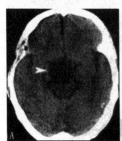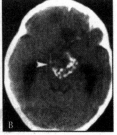

图1-19　颅咽管瘤

A.男性患者,13岁,头昏来院检查,CT显示鞍上池内囊性占位,边界清楚。手术病理证实为囊性颅咽管瘤;B.男性患者,65岁,因双眼复视3年,近数月有加重来院就诊,CT显示鞍上池区囊实性肿块,壁多发钙化,边界清楚。手术病理为实性颅咽管瘤

(三)鉴别诊断

垂体瘤及囊变、脑膜瘤等。

(四)特别提示

冠状位扫描更有帮助,应补充 MRI 扫描。

六、转移瘤

(一)病理和临床概述

转移瘤多发于中老年人。顶枕区常见,也见于小脑和脑干。多来自肺癌、乳腺癌、前列腺癌,肾癌和绒癌等原发灶,经血行转移而来。常为多发,易出血、坏死、囊变,瘤周水肿明显。临床上一般有原发肿瘤病史后出现突发肢体障碍或头痛等症状,也有部分患者因出现神经系统症状,经检查发现脑内转移灶后再进一步查找原发灶。

(二)诊断要点

典型征象是"小肿瘤、大水肿",部分肿瘤平扫无显示,增强扫描有明显强化后显示清晰,可以只有很小的肿瘤病灶,便可出现大片指压状水肿低密度影(图 1-20)。

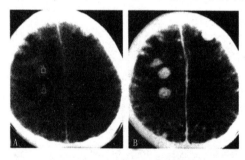

图 1-20　转移瘤

男性患者,68 岁,1 年前右下肺癌手术切除病史,7 天前无明显诱
因下出现头痛、呕吐,CT 检查可见双侧额顶叶可见多发类圆形
结节灶,周围可见大片水肿带,增强病灶明显均匀强化,边界清晰

(三)鉴别诊断

(1)脑猪囊尾蚴病:有疫区居住史,可见壁结节或钙化,脑炎,一般结合临床表现及实验室检查可以做出诊断。

(2)多发脑膜瘤:根据有无水肿及与脑膜关系可以鉴别。

(3)胶质母细胞瘤:瘤内有出血、坏死,显著不均匀强化等。

(四)特别提示

须注意的是部分肿瘤要增强扫描才能显示,MRI 显示效果要优于 CT。

七、少枝神经胶质瘤

(一)病理和临床概述

少枝神经胶质瘤多发于30～50岁,约占颅内肿瘤3%。以额叶、顶叶等常见,很少发生于小脑和脑桥。肿瘤发生于白质内,沿皮质灰质方向生长,常暴及软、硬膜,可侵及颅骨和头皮。肿瘤乏血供,多钙化,钙化常位于血管壁和血管周围。可以伴囊变和出血。病理上可以分为单纯型和混合型,但影像学上难以区分。

(二)诊断要点

好发于额叶。肿瘤位置一般较表浅,位于皮质灰质或灰质下区,边界清楚或不清楚。肿瘤内囊变及钙化使密度不均匀,呈高、低混杂密度。钙化多为条带状、斑块状及大片絮状,囊变可以单或多囊,少见出血。瘤周水肿及占位效应较轻微(图1-21)。

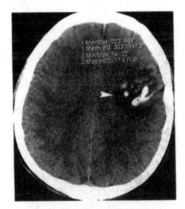

图1-21　少枝胶质瘤

男性患者,42岁,癫痫偶发1年,发作间隔缩短约2个月,CT显示左侧额顶叶边界清楚肿瘤,内可见条片状钙化,钙化CT值约303 HU,占位效应轻微。手术病理结果为少枝胶质瘤

(三)鉴别诊断

1.星形细胞瘤

星形细胞瘤常位于脑白质及其深部,而少枝胶质瘤位于脑表浅皮质和皮质灰质下区。

2.神经颜面综合征

一般为小点状钙化,有明显的三叉神经分布区域颜面部血管痣等。

(四)特别提示

需要注意的是与一般钙化和血管畸形的钙化相鉴别。MRI 显示软组织肿瘤的效果要优于 CT,但显示钙化的效果较差。

八、室管膜瘤

(一)病理和临床概述

室管膜瘤为发生于脑室壁与脊髓中央管室管膜细胞的神经上皮瘤,多发于儿童及青少年,占颅内肿瘤1.9%～7.8%。占小儿颅内肿瘤的 13%,男女比例为3∶2。室管膜瘤为中等恶性程度肿瘤。多于术后通过脑脊液种植转移。好发部位第四脑室底部最为常见,其次为侧脑室、第三脑室、脊髓、终丝和脑实质。临床表现因肿瘤生长部位不同而异。一般主要有颅内高压、抽搐、视野缺损等,幕下肿瘤还可以伴有共济失调。

(二)诊断要点

幕下室管膜瘤为等、稍低密度软组织肿块,有时可以在肿瘤周围见到残存第四脑室及瘤周水肿,呈低密度环状影。CT 可以显示瘤内钙化及出血,钙化约占一半,呈点状或位于瘤周。增强扫描肿瘤有轻至中度强化(图 1-22)。

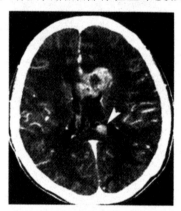

图 1-22 侧脑室内室管膜瘤伴种植转移

男性患者,19 岁,因头昏 1 个月,抽搐 1 天就诊,CT 扫描可见左侧侧脑室前角肿块,瘤内有囊变,左侧侧脑室体部后壁可见一结节灶。增强扫描肿块及结节有明显强化。手术病理为侧脑室内室管膜瘤伴种植转移 幕上室管膜瘤囊变及出血较幕下多见,肿瘤有较显著强化

(三)鉴别诊断

(1)髓母细胞瘤:一般位于幕下,应行 MRI 矢状位扫描,可见显示发生部位

为小脑蚓部。

(2)毛细胞星形细胞瘤。

(四)特别提示

MRI 矢状位及冠状位扫描显示肿瘤与第四脑室关系非常有优势,对诊断有重大价值。

九、髓母细胞瘤

(一)病理和临床概述

髓母细胞瘤好发于颅后窝,以小脑蚓部最常见,多发于男性儿童,约占儿童颅后窝肿瘤的18.5%。髓母细胞瘤为原始神经外胚层瘤,恶性程度较高。一般认为起源于髓帆生殖中心的胚胎残余细胞,位于蚓部或下髓帆,再向下生长而填充枕大池。本病起病急,病程短,多在 3 个月内死亡。

(二)诊断要点

平扫为边缘清楚的等或稍高密度肿瘤,周边可见低密度第四脑室影(图 1-23)。增强扫描主要呈中等或轻度强化,少部分可以明显强化或不强化。

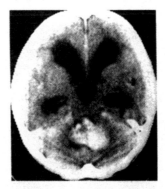

图 1-23 髓母细胞瘤

3 岁患儿,因呕吐、步态不稳 2 周就诊,CT 增强扫描可见第四脑室内肿块,有中等均匀强化。手术病理为髓母细胞瘤

(三)鉴别诊断

同第四脑室室管膜瘤、毛细胞星形细胞瘤等鉴别。

(四)特别提示

MRI 矢状位及冠状位扫描显示肿瘤与第四脑室关系,非常有优势,对诊断有重大价值。

十、原发性淋巴瘤

(一)病理和临床概述

中枢神经系统原发性淋巴瘤是相对罕见的颅内肿瘤,占颅内原发瘤的 0.8%~1.5%。均为非霍奇金病。但近年来由于获得性免疫缺陷综合征(AIDS)及器官移植术后服用大量免疫抑制药的患者增多,淋巴瘤的发生率逐年增高。原发性淋巴瘤恶性程度高,病程短,如不及时治疗。患者将会在短期内死亡。因此早期诊断意义重大。好发于额叶、颞叶、基底核区、丘脑,也可以发生于侧脑室周围白质、胼胝体、顶叶、三角区、鞍区及小脑半球、脑干。临床表现无特异性,主要有基底部脑膜综合征,头痛、颈项强直、脑神经麻痹及脑积水等,脑脊液检查可见瘤细胞;颅内占位症状,癫痫、精神错乱、痴呆、乏力及共济失调等。

(二)诊断要点

平扫大多数为稍高密度肿块,也可以表现为等密度,一般密度均匀,呈圆形或类圆形,边界多数较清楚或呈浸润性生长使边界欠清。瘤内囊变、出血、钙化相对少见。肿瘤可以单发亦可以多发,大小不等。病灶占位效应轻微,瘤周水肿轻或中等(图 1-24)。

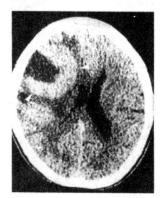

图 1-24 原发性淋巴瘤

男性患者,36 岁,因头痛 1 周来院就诊,CT 平扫见右侧
额叶巨大肿块,呈类圆形稍高密度,中央有低密度影,
宽基于脑膜。手术病理为原发性淋巴瘤

继发于 AIDS 或其他免疫功能缺陷时,病理上常有瘤中心坏死,CT 上表现为低密度灶。增强扫描肿瘤大多数均匀强化,少数形态不规则,边缘不清及强化不均匀。沿室管膜种植转移者可见室管膜不均匀增厚并明显强化。侵及脑膜者亦如此。AIDS 患者,病灶可见低密度周围的环形强化。

(三)鉴别诊断

(1)继发淋巴瘤:临床上有 AIDS 或器官移植史,一般难以鉴别。

(2)转移瘤:多发,大片水肿。

(3)其他:需要鉴别的还有星形细胞瘤、脑膜瘤等。

(四)特别提示

CT 与 MRI 均可以作为首选方法,但 MRI 增强扫描时剂量增加后可以显示小病变,T_2WI 显示瘤周水肿效果非常好。

十一、血管母细胞瘤

(一)病理和临床概述

血管母细胞瘤又叫成血管细胞瘤,系起源于内皮细胞的良性肿瘤,占中枢神经系统原发性肿瘤的1.1%～2.4%。好发于小脑,亦见于延髓及脊髓,罕见于幕上。发生于任何年龄,以中年男性多见。病理上常为囊性,含实性壁结节,壁结节常靠近软脑膜,以便于接受血供。实性者常为恶性,预后较差。临床症状较轻微或呈间歇性,有头痛、头晕、呕吐、眼球震颤、言语不清等症状。

(二)诊断要点

平扫时囊性肿瘤表现为均匀的低密度灶,囊液内因含蛋白及血液,密度较脑脊液稍高,囊性肿瘤的壁结节多为等或稍低密度(图 1-25A)。增强后囊性肿瘤壁不强化或轻度强化,壁结节明显强化(图 1-25B)。

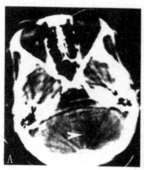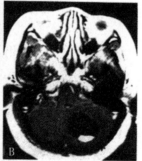

图 1-25　血管母细胞瘤

A.男性患者,48 岁,因头痛、呕吐及共济失调来院就诊,CT 平扫可见左侧小脑半球可见囊性灶,边界及壁结节显示欠清,手术病理为血管母细胞瘤;B.与前者为同一患者,MRI 增强显示囊性灶,壁轻微强化,后壁上有明显强化的壁结节

实性肿瘤多为等或稍低密度混杂灶,呈轻度或中等强化。

(三)鉴别诊断

囊性肿瘤需要与星形细胞瘤、脑脓肿、转移瘤相鉴别。实性肿瘤需要与星形细胞瘤等相鉴别。

(四)特别提示

CT平扫不容易发现壁结节,增强效果较好,但与MRI比较应以后者作为首选方法,MRI增强多方位扫描,显示壁结节效果极佳。

第二章

颈部疾病的CT诊断

第一节 咽部常见疾病

一、鼻咽腺样体增生

(一)病理和临床概述

腺样体(咽扁桃体)是位于鼻咽顶部的一团淋巴组织,在儿童期可呈生理性肥大,腺样体增生5岁时最明显,以后逐渐缩小,15岁左右达成人状态。腺样体肥大可引起呼吸道不畅或反复性上呼吸道感染,临床主要表现有鼻塞、张口呼吸、打鼾,影响咽鼓管时导致分泌性中耳炎。

(二)诊断要点

CT表现为顶壁、后壁软组织对称性增厚,表面可不光滑,增强后均匀强化,两侧咽隐窝受压狭窄,咽旁间隙、颈长肌等结构形态密度正常,颅底无骨质破坏(图2-1)。

(三)鉴别诊断

一般可明确诊断。

(四)特别提示

临床检查即可以明确诊断,X线平片侧位检查有助于了解腺样体大小,CT检查可以明确显示腺样体情况,并有助于鉴别诊断。

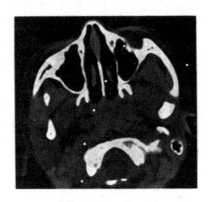

图 2-1 腺样体肥大

患者男性,8 岁,打鼾加重就诊,CT 检查可见顶壁、后壁软
组织对称性增厚,表面光滑,两侧咽隐窝受压狭窄

二、鼻咽部纤维血管瘤

(一)病理和临床概述

纤维血管瘤是常见的良性肿瘤,多见于男性青少年。组织学上,肿瘤由结缔组织和扩张的血管组成,由于血管缺乏肌层,容易出血,随着年龄增长,病灶可纤维化,部分可自行消退。主要症状为鼻阻塞、鼻出血。

(二)诊断要点

肿瘤常位于鼻咽顶壁或后鼻孔,呈软组织密度,边界清晰,呈膨胀生长,周围骨质可压迫吸收,肿块有沿自然孔道、裂隙生长趋势,可经后鼻孔长入同侧鼻腔,蝶腭孔扩大,肿瘤长入翼腭窝、颞下窝,向上可破坏颅底骨质,侵入蝶窦或海绵窦,肿块境界清楚,密度一般均匀,肿瘤强化异常明显(图 2-2)。

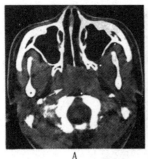
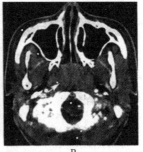

A   B

图 2-2 鼻咽部纤维血管瘤

A.鼻咽部顶后壁软组织肿块;B.增强扫描明显均匀强化

（三）鉴别诊断

（1）鼻咽癌：一般年龄较大，临床常见回吸性涕血，咽旁间隙一般显示清晰，DSA检查肿块血管多显著，可作鉴别。

（2）腺样体增生：多发生于婴幼儿，一般15岁后逐渐萎缩，无鼻出血症状。

（四）特别提示

MRI T_1WI 呈低信号，T_2WI 呈明显高信号，强化明显，瘤内可见低信号条状或点状影，称为"椒盐征"。DSA肿瘤富含血管，可明确肿瘤供血动脉及引流静脉，同时可进行介入治疗。

三、鼻咽癌

（一）病理和临床概述

鼻咽癌（NPC）占鼻咽部恶性肿瘤的90％，以结节型多见。好发年龄30～60岁，男性较多见。临床常见回吸性涕血，单侧耳鸣及听力减退，不明原因的复视及偏头痛。

（二）诊断要点

鼻咽癌病灶较小时，CT表现为咽隐窝变浅或咽鼓管变平；肿瘤较大时，向鼻咽腔生长，顶后壁或侧壁不规则肿块，咽鼓管隆起变厚。咽旁间隙变小。鼻咽癌常侵犯周围结构，颅底骨质破坏多表现为溶骨性，部分病例为成骨性。鼻咽癌淋巴转移常位于颈后三角、颈内静脉二腹肌淋巴结等，常显示中央低密度，周围有增强（图2-3）。

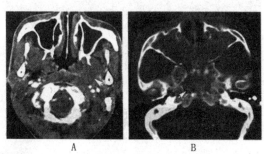

图2-3 鼻咽癌

A.左侧咽隐窝变浅，鼻咽部左后壁、咽旁间隙见软组织肿块（箭头），颈部血管旁淋巴结肿大；B.颅底见骨质破坏吸收（箭头）

（三）鉴别诊断

需要与鼻咽部慢性炎症、淋巴瘤、颈部淋巴结结核等鉴别。

(四)特别提示

CT能明确鼻咽癌的侵犯范围及有无转移,并用于放疗后随访。

四、咽部脓肿

(一)病理和临床概述

咽部脓肿为临床常见疾病。咽周为疏松结缔组织、肌肉、筋膜构成的间隙,这些间隙感染较易形成积脓。根据感染的部位又分为扁桃体周围脓肿、咽后脓肿、咽旁间隙感染或脓肿。急性脓肿多见于儿童,常因咽壁损伤、异物刺伤、耳部感染、化脓性淋巴结炎等引起。慢性脓肿多见于颈椎结核、淋巴结结核所致的脓肿。临床上急性脓肿有全身炎症症状,咽痛,吞咽及呼吸困难等,脓肿破坏血管可引起出血。

(二)诊断要点

CT显示软组织肿胀,呈略低密度,结核脓肿有时见脓肿壁钙化。脓肿突向咽腔,导致气道变形,脓肿与深部组织分界清或不清。增强呈不规则环形强化(图 2-4)。

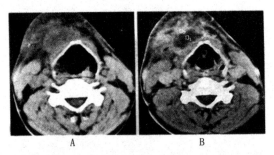

图 2-4　咽部脓肿

患者男性,12 岁,外伤后 10 天,发现右侧咽部肿胀,触之有波动感,CT 检查可见软组织明显肿胀,皮下脂肪间隙模糊,有低密度团块影,增强扫描低密度影呈环形强化,为脓肿

(三)鉴别诊断

鉴别诊断包括外伤血肿、咽部囊性淋巴管瘤、鼻咽血管纤维瘤等。血肿CT呈高密度,MRI T_1WI、T_2WI 呈高信号。囊性淋巴管瘤为儿童头颈部较常见疾病,范围较广,与脓肿改变不同。鼻咽纤维血管瘤见于男性青少年,DSA 检查呈富血管肿瘤,CT 和 MRI 强化明显。

(四)特别提示

CT增强扫描有重要价值；MRI T_1WI 见脓肿呈不均匀低信号，T_2WI 呈高信号，脓肿范围显示清楚，压迫周围组织器官移位。增强后脓肿壁强化，脓腔无强化。

第二节　喉部常见疾病

一、喉癌

(一)病理和临床概述

喉癌是喉部常见的恶性肿瘤，大多数为鳞状细胞癌。好发年龄为50～70岁，喉癌按位置分为声门下区癌、声门癌、声门上区癌，所有肿瘤均可通过黏膜层、黏膜下层向深部组织扩散。临床上声门上癌早期表现异物感，晚期咳嗽、痰中带血、呼吸困难、声音嘶哑。声门癌早期出现声音嘶哑，逐渐加重。声门下癌早期无症状，晚期出现呼吸困难及颈部淋巴结转移。

(二)诊断要点

声门癌多数位于真声带前部，早期表现声带局限性增厚，中、晚期声带显著增厚变形，有软组织肿块，杓状软骨移位，周围软组织及软骨破坏(图2-5)。

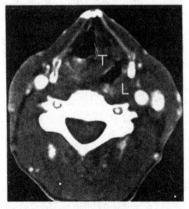

图2-5　喉癌

左侧声带增厚，呈团块状高密度影，左侧梨状窝受累(T)，颈动脉旁淋巴结肿大(L)

（三）鉴别诊断

喉部息肉,呈小结节状,常见歌手及教师等用嗓子较多的人群,位于声带游离缘前、中 1/3 处,双侧多见。

（四）特别提示

CT 检查可以发现甲状软骨、环甲膜及会厌前间隙有无肿瘤侵犯。

二、甲状舌管囊肿

（一）病理和临床概述

甲状舌管囊肿(TDCs)是由于胚胎早期甲状腺舌导管未完全闭合,部分开放管壁所衬之上皮细胞发育成长,并分泌黏液而形成。因此,甲状舌管囊肿大多数位于颈中线,少数病例也可略为偏向一侧,是颈部常见无痛性肿块,可随伸舌运动而上下移动。

（二）诊断要点

表现为颈中线区或略偏一侧可见一囊性病灶,边界清楚,内部密度均匀,偶尔可因囊肿内少量出血或蛋白含量增高,可见密度较高(图 2-6)。

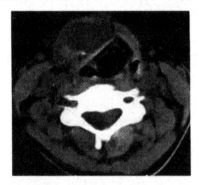

图 2-6　甲状舌管囊肿

患者男性,15 岁,3 年前发现颈中线区肿块,近 1 年来有增大并向右侧略偏移。

CT 可见中线偏右侧囊性肿块,边界清楚。手术病理为甲状舌管囊肿

（三）鉴别诊断

(1)声门癌:多数位于真声带前部,早期表现声带局限性增厚,中、晚期声带显著增厚变形,有软组织肿块,杓状软骨移位,周围软组织及喉软骨破坏。

(2)颈前部炎症:起病急,颈前部软组织肿胀,脓肿形成时可见积气及环状强化,实验室检查白细胞增高。

(四)特别提示

CT检查增强扫描囊性病变无强化及边界相对清晰者应该考虑本病。CT检查可以发现甲状软骨有无侵犯,观察囊肿边缘是否光整及有无瘘管形成。

第三节　甲状腺及甲状旁腺常见疾病

CT检查能够清晰显示甲状腺形态、大小、密度的变化,正常甲状腺密度高于周围颈部组织,甲状腺病变时,病变组织含碘量降低,在CT上表现为低密度灶。临床上,影像学检查首先选择超声检查,CT作为二线检查手段,主要应用于:①观察甲状腺肿大的程度并分析可能的原因;②检查甲状腺结节并鉴别良恶性;③对于甲状腺癌,检查有无周围结构侵犯、淋巴结转移或远处转移,治疗过程中有无复发或转移;④区别前上纵隔肿块是否与甲状腺相连;⑤颈部肿块是否为异位甲状腺组织。

一、弥漫性甲状腺肿大

(一)病理和临床概述

弥漫性甲状腺肿大又叫Graves病,其临床3个主要特点:高代谢、弥漫性甲状腺肿大、突眼。在甲状腺功能亢进患者中,Graves病患者约占85%,20~40岁女性多见。临床症状有甲状腺肿大、突眼、心悸、神经质、易激动、畏热多汗、多食、体重减轻等。

(二)诊断要点

CT检查时弥漫性甲状腺肿表现为甲状腺侧叶及峡部明显增大,边缘清楚,密度均匀或不均匀,与颈部肌肉密度相仿。增强扫描更明显(图2-7)。

(三)鉴别诊断

结节性甲状腺肿,甲状腺轮廓呈结节状或波浪状,密度不均,见多发结节状低密度灶。

(四)特别提示

临床怀疑有甲状腺肿或甲状腺功能亢进时,慎行CT碘对比剂增强扫描。

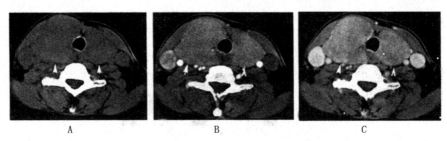

图 2-7　弥漫性甲状腺肿大

A~C分别为平扫、动脉期、静脉期扫描图像,双侧甲状

腺弥漫性肿大,密度均匀,增强时呈均匀性强化

二、结节性甲状腺肿

(一)病理和临床概述

结节性甲状腺肿系甲状腺激素合成不足,刺激甲状腺滤泡上皮增生、肥大所致。病理分为弥漫性或结节性甲状腺肿。结节性甲状腺肿镜下可见胶体潴留性结节和腺瘤样结节。临床多无症状表现,较大者可出现压迫症状。

(二)诊断要点

CT 表现为低密度结节,较小时密度均匀,较大时密度不均匀,多结节甲状腺肿表现为多发低密度区,有时边缘可见钙化,腺瘤样增生结节可有轻度强化,一般不侵犯邻近器官或结构。有两种结节表现:①胶体潴留性结节表现为边界不清低密度结节,可有囊变或钙化,钙化为弧状或粗斑点状;②腺瘤样结节呈实性,可有轻度强化(图 2-8)。

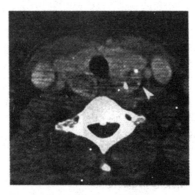

图 2-8　结节性甲状腺肿

双侧甲状腺增大,密度不均,见结节状低密度灶,边缘见小点状钙化

（三）鉴别诊断

甲状腺癌：临床上结节生长迅速，结节边界不清，病灶侵犯周围结构，颈部淋巴结肿大，提示甲状腺癌。

（四）特别提示

临床怀疑有甲状腺肿或甲状腺功能亢进时，慎行对比剂增强扫描。MRI 表现为长 T_2 信号，T_1 信号强度则根据胶体中蛋白质含量而定，信号由低信号到高信号不等。

三、甲状腺腺瘤

（一）病理和临床概述

甲状腺腺瘤是最常见的甲状腺良性肿瘤，好发于 30～50 岁女性。病理上分为滤泡状和乳头状囊性腺瘤。临床上，患者常无症状，部分有颈部压迫和吞咽困难，通常生长缓慢，出血时明显增大。

（二）诊断要点

CT 检查腺瘤呈圆形或类圆形低密度灶，多数单发，直径 1～5 cm，边缘清晰、光整、锐利，密度均匀，部分病灶可有囊变，急性出血时呈高密度。增强扫描轻度强化，强化程度低于正常甲状腺组织。邻近甲状腺及气管受压、移位（图 2-9）。

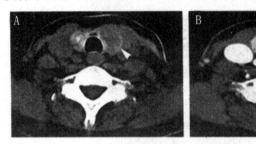

图 2-9 甲状腺腺瘤

A.CT 平扫显示左侧甲状腺见结节状低密度灶，边缘光整，
密度较均匀；B.增强扫描可见结节无明显强化

（三）鉴别诊断

甲状腺癌：临床上结节生长迅速，结节边缘不清，病灶侵犯周围结构，颈部淋巴结肿大，提示甲状腺癌。

（四）特别提示

10% 的甲状腺腺瘤有癌变危险，且可引起甲状腺功能亢进，一般应早期切除。

四、甲状腺癌

(一)病理和临床概述

甲状腺癌为内分泌系统中最常见的恶性肿瘤,女性多见。组织学上,甲状腺癌分为乳头状癌、滤泡癌、未分化癌和髓样癌。颈前或颈侧区肿块是其主要临床表现。

(二)诊断要点

CT 平扫甲状腺癌大小不一,2～5 cm,常单发,部分病例可累及一叶或双侧甲状腺,呈形态不规则、边界不清的不均匀低密度影,约半数可见细盐状钙化及更低密度坏死区,病变与周围组织分界不清,颈部淋巴结肿大。不均匀明显强化,转移淋巴结多呈环状强化。甲状腺肿块生长迅速或侵犯包膜和邻近组织、器官是恶性的较为可靠征象,可伴有局部淋巴结转移。增强扫描不均匀强化,强化程度低于正常组织,病灶边缘变清晰,边界模糊;甲状腺癌侵犯邻近组织包括肌肉、气管、食管及颈部血管。颈部淋巴结转移表现淋巴结肿大,密度不均,可呈环状强化(图 2-10)。

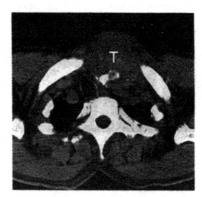

图 2-10　甲状腺癌

左侧甲状腺不规则肿块,肿块内见不定形钙化,周围间隙不清,气管受压右移

(三)鉴别诊断

结节性甲状腺肿、甲状腺腺瘤,当甲状腺癌较小时,鉴别诊断困难,需在 B 超引导下活检定性。

(四)特别提示

总体上,CT 对甲状腺癌的定性较超声没有明显优势。但 CT 可显示甲状腺癌对周围器官的侵犯、淋巴结转移情况以及肿瘤同血管的关系较佳。MRI能辨别肿瘤切除术后甲状腺内组织特征,将纤维化和肿瘤复发区别开来,利于随访。

五、甲状旁腺疾病

甲状旁腺分泌的甲状旁腺激素(PTH)具有调节钙、磷代谢的作用,主要的疾病为甲状旁腺功能亢进和特发性甲状旁腺功能减退,以原发性甲状旁腺功能亢进最多见。甲状旁腺检查方法有:X线平片、US、PET、CT、MRI检查以及血管造影和选择性静脉采样等。

(一)病理和临床概述

甲状旁腺腺瘤是原发性甲状旁腺功能亢进最常见的原因,常单发,肿瘤包膜完整,无分叶表现,与残存甲状旁腺分界明显。甲状旁腺腺瘤约80%位于颈部甲状腺区,常位于气管-食管旁沟内,呈软组织肿块,该区正常的脂肪密度消失。小部分甲状旁腺腺瘤位于甲状腺叶下极附近或稍下方。临床上主要有以下两点:①屡发活动性尿结石或肾钙盐沉着;②骨质吸收、脱钙,甚而囊肿形成,特别当累及上述好发部位时,应高度怀疑本病。

原发性甲状旁腺功能亢进的病因还有甲状旁腺增生、甲状旁腺癌等。原发性甲状旁腺功能亢进占10%~30%,常为多个腺体增生肥大,程度不一。甲状旁腺增生病理表现分两型:主细胞型和亮细胞型,以主细胞型多见,表现为所有的腺体均增大,病变与正常组织分界不清。

在原发性甲状旁腺功能亢进中,甲状旁腺癌少见,仅占0.4%~3.2%。临床上,血钙及PTH明显增高,颈部见增长迅速的肿块,质地较硬,肿瘤细胞排列成小梁状,被厚的纤维束分隔,细胞核大、深染、易出血、纤维化,部分病灶内见显著钙化。

甲状旁腺功能减退是因甲状旁腺分泌不足或先天性肾小管和/或骨对甲状旁腺素反应不良而引起的疾病,临床常分3种:特发性、继发性、低镁血性。临床特点:手足搐搦,癫痫样发作,儿童常有智力低下、发育畸形、低钙血症、高磷血症。特发性甲状旁腺功能减退病因不明,多认为是自身免疫性疾病,可伴有其他自身免疫性疾病。多数有家族遗传性。

(二)诊断要点

(1)甲状旁腺腺瘤(图2-11):CT表现为类圆形软组织肿块,常1~3 cm,边缘清晰,密度较均匀,CT值35~60 Hu,少部分病灶内见囊变,常为陈旧性出血所致。较大肿瘤表现邻近甲状腺、气管受压或移位。增强扫描,肿瘤强化明显,CT值90~105 Hu。

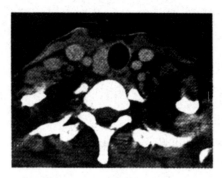

图 2-11　甲状旁腺腺瘤

患者有多次尿路结石病史,血钙明显升高而行颈部 CT 检查,可见右侧气管食管间隙结节,增强扫描有均匀强化

(2)增生的甲状旁腺通常很小,只有增生的甲状旁腺明显增大时,方能被影像学检查发现。CT 检查能发现的增生性显著增大的腺体的表现与甲状旁腺腺瘤相似,难以鉴别。

(3)CT 表现颈部甲状旁腺区较大的软组织肿块,常呈分叶状,肿块密度不均,常见坏死、出血、钙化,增强扫描瘤体实性部分明显强化。较大肿块可压迫或侵犯相邻结构如甲状腺、气管、食管和颈部血管。

(4)甲状旁腺功能减退(图 2-12):甲状旁腺功能减退患者约 93％有脑内钙化,而临床症状一般在甲状旁腺素分泌减少到正常的 50％以下时出现。CT 表现:双侧基底节、丘脑、小脑、齿状核、皮质下及皮髓质交界区高密度钙化。钙化常对称性,多发,大小不等。其形态常片状、点状、弯曲条状、条带状。钙化好发于基底节(苍白球、壳核、尾状核),常对称,其次是脑叶、丘脑、小脑、齿状核。脑叶深部钙化多发于额顶叶。

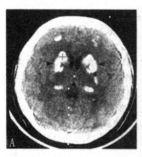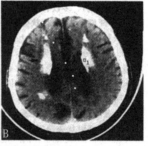

图 2-12　甲状旁腺功能减退

患者反复抽搐就诊,CT 检查可见苍白球、壳核、尾状核多发对称性钙化,提示甲状腺功能减退,经血钙、磷检查证实

(三)鉴别诊断

需要与正常颈部血管和肿大淋巴结相鉴别:颈部血管呈连续性,多层面均可清晰显示,动态增强扫描,血管强化明显,腺瘤强化程度略低。颈部肿大淋巴结,常位于颈部血管旁,增强扫描轻度强化。

(四)特别提示

原发性甲状旁腺功能亢进患者行各种影像学检查时,发现甲状旁腺区结节或肿块影,除考虑腺瘤外,也需要想到甲状旁腺增生的可能性,因此,甲状旁腺功能亢进患者手术时,除切除影像学发现的增大腺体外,还需探查其余的腺体并行术中甲状旁腺激素测定。在原发性甲状旁腺功能亢进者,如果甲状旁腺区CT检查未发现异常,需继续向上扫描至下颌水平、向下扫描至主动脉根部水平,以寻找移位的甲状旁腺腺瘤。

临床怀疑甲状旁腺功能减退,癫痫样发作或肢体功能障碍伴有低血钙或高血磷者,均应行颅脑CT检查。反之,CT上发现脑内多发钙化者,应结合临床表现、血清钙、磷及甲状旁腺激素的检查确定有无甲状腺功能减退。

第三章

胸部疾病的X线诊断

第一节 食管疾病

一、食管平滑肌瘤

(一)概述

食管平滑肌瘤在食管良性肿瘤中最常见(约占90%)。男性多于女性,男女之比例为2：1。各年龄均有发病,多发于20～50岁。多为单发,少数为多发。

(二)局部解剖

食管是咽和胃之间的消化管。食管在系统发生上起初很短,随着颈部的伸长和心肺的下降,而逐渐增长。在发育过程中,食管的上皮细胞增殖,由单层变为复层,使管腔变狭窄,甚至一度闭锁,以后管腔又重新出现。

食管可分为颈段、胸段和腹段。人体食管的颈段位于气管背后和脊柱前端,胸段位于左、右肺之间的纵隔内,胸段通过膈孔与腹腔内腹相连,腹段很短与胃相连。①颈部:长约5 cm,其前壁借疏松的结缔组织与气管贴近,后方与脊柱相邻,两侧有颈部的大血管。②胸部:长18～20 cm,前方自上而下依次有气管、左主支气管和心包,并隔心包与左心房相邻。该部上段的左前侧有主动脉弓,主动脉胸部最初在食管的左侧下降,以后,逐渐转到食管的右后方。③腹部:最短,长1～2 cm,与贲门相续。食管全长有3处狭窄和3个压迹。第一处狭窄位于食管的起始处,距切牙约15 cm,第二处在食管与左主支气管的交叉处,距切牙约25 cm,第三处在食管穿膈处,距切牙约40 cm。上述3个狭窄常是食管损伤、炎症和肿瘤的好发部位,异物也易在此滞留。食管全长还有3处压迹:主动脉弓压迹,为主动脉弓自食管的左前方挤压而成,压迹的大小,随年龄而增加;左主支气管压迹,紧靠主动脉弓压迹的下方,与食管第二处狭窄的位置一致,是左主支气管压迫食管的左前壁所致;左心房压迹,长而浅,为左心房向后挤压食管所致,压迹可随体位和心的舒缩而变化(图 3-1)。

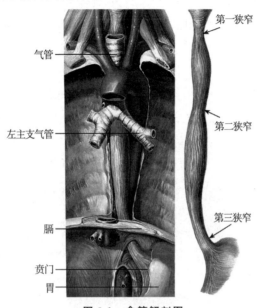

气管

左主支气管

膈

贲门

胃

第一狭窄

第二狭窄

第三狭窄

图 3-1 食管解剖图

(三)临床表现与病理基础

约半数平滑肌瘤患者完全没有症状,是因其他疾病行胸部 X 线检查或胃肠道造影发现的。有症状的也多轻微,最常见的是轻度下咽不畅,很少影响正常饮食。一小部分患者诉疼痛,部位不定,可为胸骨后、胸部、背部及上腹部隐痛,很少剧烈疼痛。可单独发生或与其他症状并发。有 1/3 左右患者有消化功能紊乱,表现为胃灼热、反酸、腹胀、饭后不适及消化不良等。个别患者有呕血及黑便等上消化道出血症状,可能因肿瘤表面黏膜糜烂、溃疡所致。

肿瘤呈圆形、椭圆形,也有不规则形状,如分叶型、螺旋形、生姜形、围绕食管生长呈马蹄形的。食管平滑肌瘤病有多个肿瘤的可致整个食管壁增厚,诊断有一定困难。肿瘤质坚韧,多有完整的包膜,表面光滑。主要向腔外生长,生长缓慢,切面呈白色或带黄色。组织切片见为分化良好的平滑肌细胞,长梭形,边界清楚,瘤细胞呈束状或漩涡状排列,其中混有一定数量的纤维组织,偶尔也可见神经组织。食管平滑肌瘤变为肉瘤的很少。

(四)X 线表现

食管钡餐造影是检查该病的主要方法之一。壁间型：肿瘤在腔内或同时向腔外生长，并可同时向两侧生长。切线位表现为向腔内凸出的半圆形或分叶状，边缘锐利的充盈缺损，病变区与正常食管分界清楚，呈弧状压迹并呈锐角；正位肿瘤表现为圆形充盈缺损。当钡剂通过后，肿瘤周围为钡剂环绕，在肿瘤上下缘呈弓状或环状影，称为"环形征"，为本病之典型表现。向壁外生长：体积较大，可造成纵隔内软组织肿块，后者与食管内的充盈缺损范围相符，肿块可误认为纵隔肿瘤。肿瘤区黏膜皱襞撑平消失，可见"涂布征"，肿瘤周围黏膜皱襞正常，部分肿瘤表面可见不规则龛影（图 3-2）。纤维食管镜检查，是检查该病重要方法，但食管镜检查给患者带来一定痛苦，且禁忌证较多，一般在钡餐检查确定病变位置但对其良恶性征象不明确时可通过食管镜检查，必要时可取样活检。

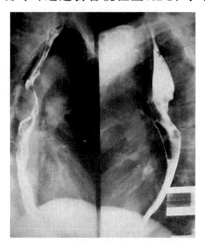

图 3-2　食管平滑肌瘤钡餐造影表现

二、食管癌

(一)概述

食管癌系指由食管鳞状上皮或腺上皮的异常增生所形成的恶性病变。其发展一般经过上皮不典型增生、原位癌、浸润癌等阶段。食管鳞状上皮不典型增生是食管癌的重要癌前病变，由不典型增生到癌变一般需要几年甚至十几年。长期不良的生活或饮食习惯可能是导致食管癌发生的元凶。

(二)临床表现与病理基础

食管癌起病隐匿，早期可无症状。部分患者有食管内异物感，或食物通过时缓慢或有哽噎感。也可表现为吞咽时胸骨后烧灼、针刺样或牵拉样痛。进展期食管癌则常因咽下困难就诊,吞咽困难呈进行性发展,甚至完全不能进食。常伴有呕吐、上腹痛、体重减轻等症状。病变晚期因长期摄食不足可伴有明显的营养不良、消瘦、恶病质,并可出现癌转移、压迫等并发症。

早期食管癌可分为隐伏型、糜烂型、斑块型和乳头型,其中以斑块型为最多见。中晚期食管癌可分为 5 型,即:髓质型、蕈伞型、溃疡型、缩窄型和未定型。我国约占 90% 为鳞状细胞癌,少数为腺癌。

(三)X 线表现

食管钡餐造影对食管癌的有较特异性征象,因此诊断率较高。增生型以充盈缺损为主;浸润型以环形狭窄为主要征象;溃疡型多见不规则龛影;混合型则具有多种特征。检查时常见病变近端扩张,破入纵隔或与支气管相通者,可见累及部位的相关影像学改变。对早期食管癌 X 线表现为食管黏膜皱襞紊乱、中断,管壁局限性僵硬、蠕动中断,钡剂流经时速度减慢,病变处出现小的充盈缺损及小龛影等;较晚期食管癌表现食管较明显不规则狭窄,黏膜紊乱、中断及破坏消失,充盈缺损明显,形态多样龛影(图 3-3～图 3-6)。

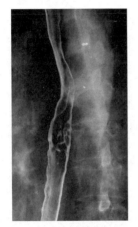 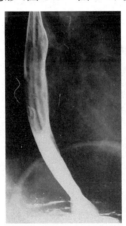 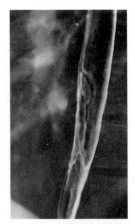

图 3-3 早期食管癌(小结节积   图 3-4 早期食管癌(隆起   图 3-5 早期食管癌(溃疡
簇型)钡餐造影表现   型)钡餐造影表现   型)钡餐造影表现

三、食管炎性疾病

(一)概述

食管炎是指食管黏膜浅层或深层组织由于受到不正常的刺激,食管黏膜发生水肿和充血而引发的炎症。可分为原发性与继发性食管炎。按病理学可分成两大类。

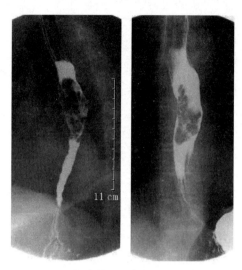

图 3-6　进展期食管癌(肿块型)钡餐造影表现

1.急性食管炎

(1)单纯性卡他性炎:常因食入刺激性强的或高温食物引起。

(2)化脓性炎:多继发于食管憩室引起的食物潴留、腐败、感染,或形成脓肿,或沿食管壁扩散造成蜂窝织炎,进而可继发纵隔炎、胸膜炎与脓胸。

(3)坏死性食管炎:强酸强碱等化学腐蚀剂可造成食管黏膜坏死及溃疡形成,愈合后可引起瘢痕狭窄。此外,还可由某些传染病如伤寒、猩红热、白喉等的炎症病变波及食管黏膜所致。

2.慢性食管炎

(1)单纯性慢性食管炎:常由于长期摄入刺激性食物,重度吸烟,食管狭窄致食物潴留与慢性淤血等引起。病理变化常呈现食管上皮局限性增生与不全角化,还可形成黏膜白斑。

(2)反流性食管炎:是由于胃液反流至食管,引起食管下部黏膜慢性炎性改变。

(3)Barrett 食管炎:慢性反流性食管炎可引起食管下段黏膜的鳞状上皮被胃黏膜柱状上皮所取代,成为 Barrett 食管,该处可发生溃疡或癌变(Barrett 食管腺癌)。

(二)临床表现与病理基础

食管炎其症状主要是以吞咽疼痛、困难、心口灼热及胸骨后疼痛居多,当食管炎严重时可引起食管痉挛及食管狭窄。急性腐蚀性食管炎为因吞服了强酸、强碱等化学腐蚀剂而造成食管严重损伤所引起的炎症。早期症状为流涎、呕吐、发热及吞咽疼痛和困难,胸骨后和剑突下疼痛,约2周上述症状渐消失,烧伤后期(约1个月后)再度出现吞咽困难,并有逐渐加重的趋势,出现部分或完全性食管梗阻。同时可能伴有咳嗽、发热等呼吸道吸入性感染的症状。

食管黏膜接触腐蚀剂后,数小时至24小时内食管产生急性炎症反应,食管黏膜高度水肿,表面糜烂,多伴渗出物、出血及坏死组织,由于组织高度水肿和痉挛等造成食管早期梗阻。水肿一般在3天后开始消退,数天至2～3周为炎症反应消退时期,3周后开始瘢痕形成,食管逐步收缩变窄,可造成食管狭窄,严重者食管壁全部被纤维组织代替,并与周围组织粘连。

临床表现通常为胸骨后或心窝部疼痛,轻者仅为灼热感,重者为剧烈刺痛。疼痛常在食物通过时诱发或加重,有时头低位如躺下或向前弯腰也能使疼痛加重。疼痛可放射至背部。早期由于炎症所致的局部痉挛,可出现间歇性咽下困难和呕吐。后期由于纤维瘢痕所致的狭窄,可出现持续性吞咽困难和呕吐。

病理改变急性期为黏膜充血、水肿,易出血,形成糜烂和表浅溃疡;慢性期病变可深达肌层,引起黏膜下层内纤维组织增生,黏膜面可呈轻度息肉样变。纤维收缩可形成食管宫腔狭窄和食管缩短。

(三)X线表现

1.急性食管炎

X线检查应在急性炎症消退后,患者能吞服流食方可作食管造影检查。如疑有食管瘘或穿孔,造影剂可流入呼吸道,最好采用碘油造影。依据病变发展分为有下几期。

(1)急性期(1～3天):因黏膜水肿、出血,管壁蠕动减弱或消失,可产生阵发性痉挛。因黏膜脱落,造影剂在黏膜面附着不好,并可见不规则浅钡斑。

(2)中期(3～10天):食管呈收缩、狭窄状态,不能扩张。可见多发浅或深之溃疡,黏膜皱襞紊乱。

(3)晚期:主要表现为管腔狭窄,其范围一般较长,也可以生理性狭窄部位为主。造影剂难以通过。食管缩短,狭窄以上可见扩张。狭窄部分可见溃疡龛影或有假性憩室形成(图3-7)。

2.慢性食管炎

(1)食管钡餐造影:早期可能无明显异常,或可见食管下段轻微痉挛改变,偶见锯齿状第三收缩波,可见黏膜充血,水肿。中期可见表面糜烂,浅表溃疡,食管壁毛糙,可见针尖状钡点,小龛影。晚期可出现食管管腔狭窄,狭窄段与正常段分界不清,管壁不光整、僵硬,部分可出现滑动性食管裂孔疝征象(图3-8、图3-9)。

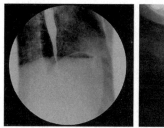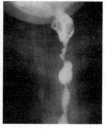

图 3-7　腐蚀性食管炎 X 线表现

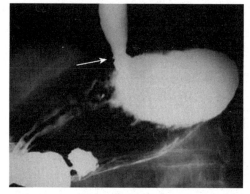

图 3-8　反流食管炎钡餐造影表现(箭头所示)

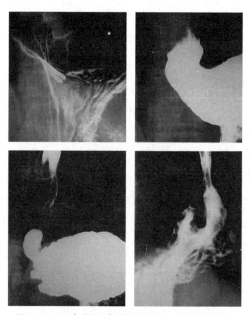

图 3-9　短食管型食管裂孔疝钡餐造影表现

（2）胃-食管闪烁显像表现：此法可估计胃-食管的反流量在患者腹部缚上充气腹带，空腹口服含有300 μCi ^{99m}Tc-Sc的酸化橘子汁溶液 300 mL（内含橘子汁150 mL 和 0.1 mol/L 氯化钠 150 mL），并再饮冷开水 15～30 mL 以清除食管内残留试液，直立显像。正常人 10～15 分钟后胃以上部位无放射性存在否则则表示有胃食管反流存在。此法的敏感性与特异性约 90%。

四、贲门失弛缓症

（一）概述

贲门失弛缓症曾称为贲门痉挛，是由于食管贲门部的神经肌肉功能障碍所致的食管功能性疾病。其主要特征是食管缺乏蠕动，食管下端括约肌高压和对吞咽动作的松弛反应减弱。功能性狭窄和食管病理性扩张可同时存在。本病为一种少见病（估计每 10 万人中仅约 1 人），可发生于任何年龄，但最常见于20～39 岁的年龄组。儿童少见，在男女性别上差异不大。

（二）临床表现与病理基础

主要为吞咽困难、胸骨后疼痛、食物反流以及因食物反流误吸入气管所致咳嗽、肺部感染等症状。其中，无痛性吞咽困难是本病最常见最早出现的症状。食管扩张严重时可引起心悸、呼吸困难等压迫症状。食管贲门失弛缓症为食管下段肌壁的神经节细胞变性、减少，妨碍了正常神经冲动的传递，而致食管下端贲门部不能松弛。

（三）X 线表现

表现为食管自下而上呈漏斗状或鸟嘴状，边缘光滑，黏膜皱襞正常，钡剂通过贲门受阻，呈间歇性流入，狭窄段以上食管不同程度扩张，食管蠕动减弱或消失，第三收缩波频繁出现。需与食管下段占位性病变相鉴别（图 3-10）。

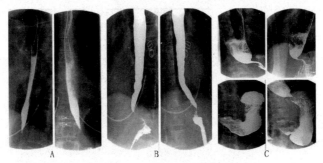

图 3-10 贲门失弛缓症钡餐造影表现

A.轻度；B.中度；C.重度

第二节 气管-支气管疾病

一、气管-支气管炎

(一)概述

气管-支气管炎是由生物、物理、化学刺激或过敏等因素引起的气管与支气管黏膜炎症。临床症状主要为咳嗽和咳痰。可分为急性与慢性两种。

(二)局部解剖

气管起于环状软骨下缘(平第 6 颈椎体下缘),向下至胸骨角平面(平第 4 胸椎体下缘),分为左、右主支气管,其分叉处称气管杈。左主支气管细而长,嵴下角大,斜行。右主支气管短而粗,嵴下角小,走行较直。主支气管进入肺门后,左主支气管分上、下两支,右主支气管分上、中、下 3 支,进入相应的肺叶,称肺叶支气管。肺叶支气管再分支即肺段支气管(图 3-11)。

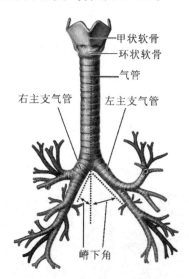

甲状软骨
环状软骨
气管
右主支气管　左主支气管
嵴下角

图 3-11　支气管树解剖图

(三)临床表现与病理基础

急性气管-支气管炎起病急,通常全身症状较轻,可有发热。初为干咳或少量黏液痰,随后痰量增多,咳嗽加剧,偶伴血痰。听诊可闻及散在干、湿啰音,咳嗽后减少或消失。呼吸道表现在 2～3 周消失,如反复发生或迁延不愈,可发展为慢性支气管炎。慢性支气管炎以咳嗽、咳痰为主要症状,患者每年发病持续 3 个月,连续 2 年或 2 年以上,并除外引起慢性咳嗽、咳痰的其他疾病。急性气管与支气管炎:气管、支气管黏膜充血水肿,淋巴细胞和中性粒细胞浸润;同时可伴纤毛上皮细胞损伤脱落;黏液腺体肥大增生。

(四)X 线表现

早期 X 线检查阴性,当病变发展到一定阶段,胸片上可出现某些异常征象,主要表现为肺纹理增多、增粗、增强、紊乱、扭曲及变形。由于支气管增厚,当其走行与 X 线垂直时可表现为平行的线状致密影,即"轨道征"。肺组织的纤维化表现为条索状或网状阴影。弥漫性肺气肿表现为肺野透亮度的增加,肋间隙增宽,心脏垂直,膈低平。小叶中心性肺气肿表现为肺透亮度不均匀,或形成肺大泡。肺组织的纤维化也可导致肺动脉压力过高,累及心脏,使肺动脉段隆凸、右心室肥厚增大(图 3-12)。

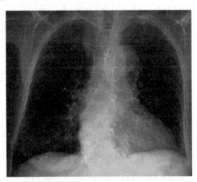

图 3-12　支气管炎 X 线表现

双肺纹理增多、增强、增粗、紊乱

二、支气管扩张

(一)概述

支气管扩张为较常见的慢性呼吸道疾病,是指支气管管腔超过正常范围的永久性或不可逆转性改变。分先天性和继发性两种,以后者居多。继发性支气管扩张大多继发于急、慢性呼吸道感染和支气管阻塞后,反复发生支气管炎症、致使支气管壁结构破坏,引起支气管异常和持久性扩张。

(二)临床表现与病理基础

主要为慢性咳嗽、咳大量浓痰、反复咯血、反复肺部感染和慢性感染中毒症状等,其严重度可用痰量估计:轻度,<10 mL/d;中度,10～150 mL/d;重度,>150 mL/d。50%～70%的患者有程度不等的咯血,咯血量与病情严重程度、病变范围有时不一致。患者反复感染常表现为同一肺段反复发生肺炎并迁延不愈。早期或干性支气管扩张可无异常肺部体征,病变重或继发感染时常可闻及下胸部、背部固定而持久的局限性粗湿啰音,有时可闻及哮鸣音。支气管扩张常常是位于段或亚段支气管管壁的破坏和炎性改变,受累管壁的结构,包括软骨、肌肉和弹性组织破坏被纤维组织替代。

肉眼可见支气管壁明显增厚,伴有不同程度的变形,管腔可呈囊、柱状或梭状扩张。扩张的管腔内常有黏液充塞、黏膜明显炎症及溃疡,支气管壁有不同程度破坏及纤维组织增生。镜下可见支气管壁淋巴细胞浸润或淋巴样结节,黏液腺及淋巴细胞非常明显。支气管黏膜的柱状上皮常呈鳞状上皮化生。支气管壁有不同程度的破坏,甚至不能见到正常结构,仅见若干肌肉及软骨碎片。管壁上有中性粒细胞浸润,周围肺组织常有纤维化、萎陷或肺炎等病理基础。一般炎性支气管扩张多见于下叶。由于左侧总支气管较细长,与气管的交叉角度近于直角,因此痰液排出比右侧困难,特别是舌叶和下叶基底段更是易于引流不畅,导致继发感染,伴随支气管行走的肺动脉可有血栓形成,有的已重新沟通。支气管动脉也可肥厚、扩张。支气管动脉及肺动脉间的吻合支明显增多。病变进展严重时,肺泡毛细血管广泛破坏,肺循环阻力增加,最后可并发肺源性心脏病、甚至心力衰竭。

(三)X 线表现

支气管扩张在透视或平片肺部可无异常表现,有的表现为肺纹理增多、紊乱或呈网状、蜂窝状,还可见支气管管径明显增粗的双轨征或者不规则的杵状致密影。扩张的支气管表现为多发薄壁囊状空腔阴影,其内常有液平面。病变区可有肺叶或肺段范围肺不张,表现为密度不均的三角致密影,其内可见柱状、囊状透光区及肺纹理聚拢。继发感染时显示小片状和斑点状模糊影,或大片密度增高影,常局限于扩张部位。经治疗可以消退,易反复发作。因此,支扩、肺部感染、肺不张三者常并存,且互为因果(图 3-13)。

三、先天性支气管囊肿

(一)概述

先天性支气管囊肿是胚胎发育时期气管支气管树分支异常的罕见畸形,分为纵隔囊肿、食管壁内囊肿和支气管囊肿。可为单发或多发,大小可从数毫米至

1 cm 占据一侧胸廓的 1/3～1/2。纵隔支气管囊肿大多位于隆突附近,通过蒂与一侧支气管相连。通常为孤立性,多位于后纵隔,中纵隔次之,上纵隔最少。可因周围结构的压力产生症状。

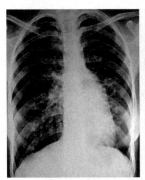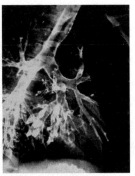

图 3-13　支气管囊状扩张 X 线表现

(二)临床表现与病理基础

婴幼儿的纵隔囊肿可压迫大气道引起呼吸困难,哮鸣或持续性咳嗽,运动时明显加重。一些成人的纵隔支气管囊肿可长到很大而没有症状。出现的症状或体征大多数是由于继发感染引起,或者由囊肿压迫周围组织或器官引起。胚芽发育障碍发生在气管或主支气管分支阶段形成的囊肿。

位于纵隔内,称为支气管囊肿;发生在小支气管分支阶段的发育障碍形成的囊肿,多数位于肺组织内,称为肺囊肿。支气管肺囊肿多见于下叶,两肺分布均等;纵隔支气管囊肿大多位于隆突附近,通过蒂与一侧支气管相连通常为孤立性,后纵隔多见,中纵隔次之,上纵隔最少。囊肿为单房或多房,薄壁,内覆呼吸性上皮,通常充满黏液样物质。囊壁可含黏液腺、软骨、弹性组织和平滑肌。

(三)X 线表现

单发囊肿一般下叶比上叶多见,而多发囊肿可见一叶、一侧或者双侧肺。

1.含液囊肿

呈圆形、椭圆形或分叶状;高密度影,密度均匀,出血者可见钙化;边缘光滑锐利,有时囊壁可见弧形钙化,周围肺组织清晰;深呼、吸气相囊肿形态大小可改变;邻近胸膜无改变。

2.含气囊肿

薄壁环状透亮影,囊肿壁厚 1 mm 左右;囊肿越大壁越薄;囊壁内外缘光滑且厚度均匀一致;透视下或呼吸相摄片,可见其大小和形态有改变;与支气管相通处活瓣性阻塞,则形成张力性含气囊,同侧肺纹理受压集中,且被推向肺尖或肋膈区,纵隔向健侧移位;有时含气囊肿可见有间隔,表现为多房性。

3.液气囊肿

囊肿内可见液气平面;感染后囊壁增厚;反复感染后囊壁可有纤维化改变;并发感染则在其周围可见斑片状浸润影,与周围肺组织发生粘连,可是其形态不规则;位于叶间胸膜附近的肺囊肿感染时,可见局部叶间胸膜增厚。

4.多发性肺囊肿

多见于一侧肺;多为含气囊肿,大小不等,占据整侧肺时,称为蜂窝肺或囊性肺;少数可见小的液平面,立位可见高低不平的多个液平面;囊壁薄而边缘锐利,感染后囊壁可增厚且模糊;通常伴有胸膜增厚;肺体积减小(图3-14)。

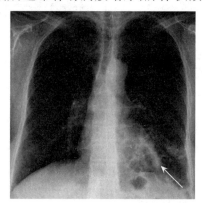

图3-14　支气管囊肿X线表现

左下肺多发囊状影(箭头所示),内见液平

四、气管-支气管异物

(一)概述

气管-支气管异物为临床常见急症。异物可存留在喉咽腔、喉腔、气管和支气管内,引起声嘶、呼吸困难等,右支气管较粗短长,故异物易落入右主支气管。本病75%发生于2岁以下的儿童。

(二)临床表现与病理基础

异物所在部位不同,可有不同的症状。喉异物:异物进入喉内时,出现反射性喉痉挛而引起吸气性呼吸困难和剧烈的刺激性咳嗽。如异物停留于喉入口,则有吞咽痛或咽下困难。如异物位于声门裂,大者出现窒息,小者出现呛咳及声嘶、呼吸困难、喉鸣音等。如异物为小膜片状贴于声门下,则可只有声嘶而无其他症状。尖锐异物刺伤喉部可发生咯血及皮下气肿。气管异物:异物进入气道立即发生剧烈呛咳,并有憋气、呼吸不畅等症状。随着异物贴附于气管壁,症状可暂时缓解;若异物轻而光滑并随呼吸气流在声门裂和支气管之间上下活动,可出现刺激性咳嗽,闻及拍击音;气管异物可闻及哮鸣音,两肺呼吸音相仿。如异物较大,阻塞气管,可致窒息。此种情况危险性较大,异物随时可能上至声门引起呼吸困难或窒息。支气管异物:早期症状和气管异物相似,咳嗽症状较轻。植物性异物,支气管炎症多较明显即咳嗽、多痰。呼吸困难程度与异物部位及阻塞程度有关。大支气管完全阻塞时,听诊患侧呼吸音消失;不完全阻塞时,可出现呼吸音降低。

(三)X线表现

气管-支气管异物在影像学中的具体表现,通常会和异物形状、异物大小以及异物性质、停滞时间、感染与否等因素息息相关。

1.直接征象

金属、石块及牙齿等不透X线的异物在胸部X线片上可显影。根据阴影形态可判断为何种异物。正位及侧位胸片能准确定位。密度低的异物在穿透力强的正位胸片、斜位胸片及支气管体层片上引起气道透亮阴影中断。

2.间接征象

非金属异物在X线上不易显示,根据异物引起的间接征象而诊断。

(1)气管内异物:异物引起呼气性活瓣梗阻时,发生阻塞性肺气肿,使两肺含气增多。由于吸气时进入肺内的气体比正常情况少,胸腔负压增大,引起回心血量增多,故心脏阴影增大,同时膈肌上升。呼气时因气体不能排除,胸内压力增高,使心影变小,膈下降。这些表现与正常情况相反。

(2)主支气管异物:①一侧肺透光度增高:呼气性活瓣阻塞时患侧透明度升高,肺血管纹理变细。②纵隔摆动:透视或者拍摄呼、吸气相两张对比判断。呼气性活瓣阻塞时纵隔在呼气相向健侧移位,吸气时恢复正常位置。吸气性活瓣阻塞时纵隔在吸气相向患侧移位,呼气时恢复正常位置。③阻塞性肺炎和肺不张:支气管阻塞数小时后可发生小叶性肺炎,较长时间的阻塞后发生肺不张。阻塞性肺炎表现为斑片状阴影,肺纹理增粗、密集、模糊。肺不张后,肺体积缩小,呈致密阴影。长期肺不张引起支气管扩张和肺纤维化,使阴影的密度不均匀。④其他改变:肺泡因剧烈咳嗽时内压增高而破裂,肺间质内有气体进入发生间质性肺气肿,气体沿间质间隙进入纵隔而发生纵隔气肿,表现为纵隔旁带状低密度影,继之发生颈部气肿,面、头、胸部皮下气肿。气体从纵隔破入胸腔发生气胸。

(3)肺叶支气管异物:早期为阻塞性肺炎,为反复发生或迁延不愈的斑片状阴影。发生肺不张后肺体积缩小、密度增高,病变发生在相应的肺叶内(图3-15)。

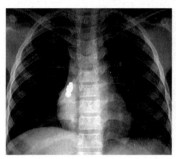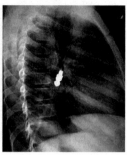

图 3-15　右侧中间段支气管异物 X 线表现

第三节　肺 部 感 染

一、大叶性肺炎

(一)概述

病原体先在肺泡引起炎症,经肺泡间孔向其他肺泡扩散,致使部分肺段或整个肺段、肺叶发生炎症改变。典型者表现为肺实质炎症,通常并不累及支气管。致病菌多为肺炎链球菌。

(二)局部解剖

肺位于胸腔内,在膈肌的上方、纵隔的两侧。肺的表面被覆脏胸膜,透过胸膜可见许多呈多角形的小区,称肺小叶,其发炎称小叶性肺炎。正常肺呈浅红色,质柔软呈海绵状,富有弹性。成人肺的重量约等于自己体重的1/50,男性平均为 1 000～1 300 g,女性平均为800～1 000 g。健康男性成人两肺的空气容量为 5 000～6 500 mL,女性小于男性。

两肺外形不同,右肺宽而短,左肺狭而长。肺呈圆锥形,包括一尖、一底、三面、三缘。肺尖钝圆,经胸廓上口伸入颈根部,在锁骨中内 1/3 交界处向上突至锁骨上方达 2.5 cm。肺底位于膈肌上面,受膈肌压迫肺底呈半月形凹陷。肋面与胸廓的外侧壁和前、后壁相邻。纵隔面即内侧面与纵隔相邻,其中央有椭圆形凹陷,称肺门。膈面即肺底,与膈相毗邻。前缘为肋面与纵隔面在前方的移行处,前缘角锐利,左肺前缘下部有心切迹,切迹下方有一突起称左肺小舌。后缘为肋面与纵隔面在后方的移行处,位于脊柱两侧的肺沟中。下缘为膈面与肋面、纵隔面的移行处,其位置随呼吸运动而显著变化。

　　肺借叶间裂分叶,左肺的叶间裂为斜裂,由后上斜向前下,将左肺分为上、下两叶。右肺的叶间裂包括斜裂和水平裂,它们将右肺分为上、中、下3叶。肺的表面有毗邻器官压迫形成的压迹或沟。例如:两肺门前下方均有心压迹;右肺门后方有食管压迹,上方是奇静脉沟;左肺门上方毗邻主动脉弓,后方有胸主动脉(图3-16)。

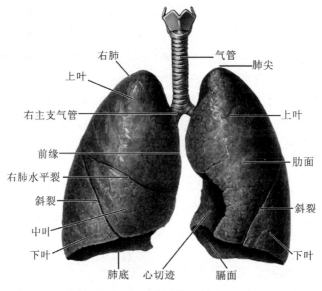

图 3-16　肺局部解剖图

(三)临床表现与病理基础

　　起病急骤,寒战、高热、胸痛、咳嗽、咳铁锈色痰。早期肺部体征无明显异常,重症者可有呼吸频率增快,鼻翼翕动,发绀等。实变期可有典型体征,如患侧呼吸运动减弱,语颤增强,叩诊浊音,听诊呼吸音减低,有湿啰音或病理性支气管呼吸音。

　　大叶性肺炎其病变主要为肺泡内的纤维素性渗出性炎症。一般只累及单侧肺,以下叶多见,也可先后或同时发生于两个以上肺叶。典型的自然发展过程大致可分为4期。①充血水肿期:主要见于发病后1~2天。肉眼观,肺叶肿胀、充血,呈暗红色,挤压切面可见淡红色浆液溢出。镜下,肺泡壁毛细血管扩张充血,肺泡腔内可见浆液性渗出物,其中见少量红细胞、嗜中性粒细胞、肺泡巨噬细胞。

渗出物中可检出肺炎链球菌,此期细菌可在富含蛋白质的渗出物中迅速繁殖。②红色肝变期:一般为发病后的 3～4 天进入此期。肉眼观,受累肺叶进一步肿大,质地变实,切面灰红色,较粗糙。胸膜表面可有纤维素性渗出物。镜下,肺泡壁毛细血管仍扩张充血,肺泡腔内充满含大量红细胞、一定量纤维素、少量嗜中性粒细胞和巨噬细胞的渗出物,纤维素可穿过肺泡间孔与相邻肺泡中的纤维素网相连,有利于肺泡巨噬细胞吞噬细菌,防止细菌进一步扩散。③灰色肝变期:见于发病后的第 5～6 天。肉眼观,肺叶肿胀,质实如肝,切面干燥粗糙,由于此期肺泡壁毛细血管受压而充血消退,肺泡腔内的红细胞大部分溶解消失,而纤维素渗出显著增多,故实变区呈灰白色。镜下,肺泡腔渗出物以纤维素为主,纤维素网中见大量嗜中性粒细胞,红细胞较少。肺泡壁毛细血管受压而呈贫血状态。渗出物中肺炎链球菌多已被消灭,故不易检出。④溶解消散期:发病后 1 周左右,随着机体免疫功能的逐渐增强,病原菌被巨噬细胞吞噬、溶解,嗜中性粒细胞变性、坏死,并释放出大量蛋白溶解酶,使渗出的纤维素逐渐溶解,肺泡腔内巨噬细胞增多。溶解物部分经气道咳出,或经淋巴管吸收,部分被巨噬细胞吞噬。肉眼观,实变的肺组织质地变软,病灶消失,渐近黄色,挤压切面可见少量脓样混浊的液体溢出。病灶肺组织逐渐净化,肺泡重新充气,由于炎症未破坏肺泡壁结构,无组织坏死,故最终肺组织可完全恢复正常的结构和功能。

(四)分期及 X 线表现

大叶性肺炎的病理改变可分为 4 期,即充血期、红色肝样变期、灰色肝样变期、消散期。X 线表现与病理分期有密切关系,但往往比临床症状出现得晚,主要表现为不同形式及范围的渗出与实变。

1.充血期

肺泡尚充气,往往无明显异常 X 线征象。

2.实变期

小片状及大片状均匀性致密影,与肺叶轮廓大致相符,其内时见"空气支气管征",病变边界模糊,邻近叶间裂时可见明显边界。

3.消散期

病变密度逐渐减低,可呈大小不一的斑片样模糊影,进一步吸收后出现条索状阴影,直至吸收完全后恢复正常,部分不吸收发展为机化性肺炎(图 3-17)。

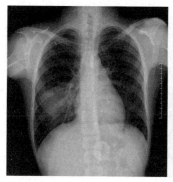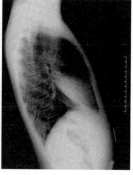

图 3-17　大叶性肺炎 X 线表现

可见大片状高密度影

二、支气管肺炎

（一）概述

病原体经支气管入侵，引起细支气管、终末细支气管及肺泡的炎症，常继发于其他疾病。其病原体有肺炎链球菌、葡萄球菌、病毒、肺炎支原体以及军团菌等。

（二）临床表现与病理基础

主要为发热、咳嗽、呼吸困难和发绀，全身中毒症状，肺部可闻及中、小湿啰音等。重症者，以上症状体征明显加重，可有呼吸衰竭，心力衰竭，中毒性脑病、脱水性酸中毒、中毒性肠麻痹，中毒性肝炎，还可并发脓胸、脓气胸、肺脓肿、肺大泡和败血症等。

病理可分为一般性和间质性两大类。一般性支气管肺炎主要病变散布在支气管壁附近的肺泡，支气管壁仅黏膜发炎。肺泡毛细血管扩张充血，肺泡内水肿及炎性渗出，浆液性纤维素性渗出液内含大量中性粒细胞、红细胞及病菌。病变通过肺泡间通道和细支气管向周围邻近肺组织蔓延，呈小点片状的灶性炎症，而间质病变多不显著。有时小病灶融合起来成为较大范围的支气管肺炎，但其病理变化不如大叶肺炎那样均匀致密。后期在肺泡内巨噬细胞增多，大量吞噬细菌和细胞碎屑，可致肺泡内纤维素性渗出物溶解吸收、炎症消散、肺泡重新充气。间质性支气管肺炎主要病变表现为支气管壁、细支气管壁及肺泡壁的发炎、水肿与炎性细胞浸润，呈细支气管炎、细支气管周围炎及肺间质炎的改变。蔓延范围较广，当细支气管壁上细胞坏死，管腔可被黏液、纤维素及破碎细胞堵塞，发生局限性肺气肿或肺不张。病毒性肺炎主要为间质性肺炎。但有时灶性炎症侵犯到肺泡,致肺泡内有透明膜形成。晚期少数病例发生慢性间质纤维化,可见于腺病毒肺炎。

(三)X线表现

支气管肺炎又称小叶性肺炎,其典型X线表现为:病变多见于两肺中下肺野的内、中带;病变具有沿支气管分布的特征,多呈斑点及斑片状密度增高影,边界不清,可以融合呈大片状,液化坏死后可见空洞形成。当支气管堵塞时,可有节段性肺不张形成。支气管肺炎吸收完全,肺部组织可完全恢复,久不消散的则会引起支气管扩张等(图 3-18)。

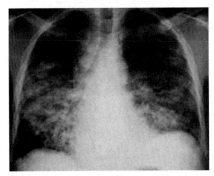

图 3-18　支气管肺炎 X 线表现

右中下肺及左下肺见斑片状密度增高影,边界不清

三、间质性肺炎

(一)概述

以弥漫性肺实质、肺泡炎和间质纤维化为病理基本改变,以活动性呼吸困难、X线胸片示弥漫阴影、限制性通气障碍、弥散功能降低和低氧血症为临床表现的不同类疾病群构成的临床病理实体的总称。炎症主要侵犯支气管壁肺泡壁,特别是支气管周围血管周围小叶间和肺泡间隔的结缔组织,而且多呈坏死性病变。

(二)临床表现与病理基础

起病常隐匿,病程发展呈慢性经过,机体对其最初反应在肺和肺泡壁内表现为炎症反应,导致肺泡炎,最后炎症将蔓延到邻近的间质部分和血管,最终产生间质性纤维化,导致瘢痕产生和肺组织破坏,使通气功能降低。继发感染时可有黏液浓痰,伴明显消瘦、乏力、厌食、四肢关节痛等全身症状,急性期可伴有发热。

可分为 4 期。一期,肺实质细胞受损,发生肺泡炎;二期,肺泡炎演变为慢性,肺泡的非细胞性和细胞性成分进行性地遭受损害,引起肺实质细胞的数目、类型、位置和/或分化性质发生变化,肺泡结构的破坏逐渐严重而变成不可逆转;三期,间质胶原紊乱,肺泡结构大部损害和显著紊乱,镜检可见大量纤维组织增生;四期,肺泡结构完全损害,代之以弥漫性无功能的囊性变化。不能辨认各种类型间质性纤维化的基本结构和特征。

（三）X线表现

病变分布广泛,多好发于两肺门及肺下野,且两肺同时受累,多见于支气管血管周围间质,呈纤细条索状密度增高影,走行僵直,可相互交织成网格状。病变也可呈细小结节影,大小一致,分布不均,通常不累及肺尖和两肺外带。由于其炎性浸润,可使肺门影增大,密度增高。病变消散较慢,部分消散不完全的可导致慢性肺间质性纤维化或支气管扩张（图3-19）。

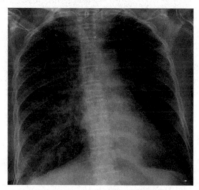

图 3-19　间质性肺炎 X 线表现
双肺可见纤细条索状密度增高影,走行僵直

四、真菌性肺炎

（一）概述

引起原发性真菌性肺炎的大多是皮炎芽生菌、荚膜组织胞浆菌或粗球孢子菌,其次是申克孢子丝菌、隐球菌、曲霉或毛霉等菌属。真菌性肺炎可能是抗菌治疗的一种并发症,尤见于病情严重或接受免疫抑制治疗以及患有艾滋病而致防御功能下降的患者。

（二）临床表现与病理基础

常继发于婴幼儿肺炎、肺结核、糖尿病、血液病等,滥用抗生素和激素等是主要诱因。具有支气管肺炎的各种症状和体征,但起病缓慢,多在应用抗生素治疗中肺炎出现或加剧,可有发热,咳嗽剧烈,痰为无色胶冻样,偶带血丝。肺部听诊可有中小水泡音。其病理改变可由过敏、化脓性炎症反应或形成慢性肉芽肿。

(三)X 线表现

肺曲霉球是肺曲霉病的最具特征的表现,多位于肺部空洞或空洞内的圆形类圆形致密影,大小为 3～4 cm,密度一般均匀,边缘光整,可部分钙化,其位置可以改变。在曲霉与空洞壁之间有时可见新月形空隙,称为空气半月征。如支气管黏液阻塞支气管可引起远侧肺组织的实变和不张,病灶坏死可形成脓肿,少数可见空洞形成,侵袭性曲霉病主要表现为单侧或双侧肺叶或肺段的斑片样致密影(图 3-20)。

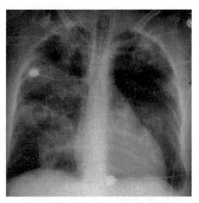

图 3-20 真菌性肺炎 X 线表现

双肺可见片状高密度影,其内可见空洞及空洞内可见

类圆形致密影,密度尚均匀,可见空气半月征

五、外源性变应性肺泡炎

(一)概述

外源性变应性肺泡炎又称过敏性肺炎,是一组由不同致敏原引起的非哮喘性变应性肺疾病,以弥漫性间质炎为其病理特征。系由于吸入含有真菌孢子、细菌产物、动物蛋白质或昆虫抗原的有机物尘埃微粒(直径＜10 μm)所引起的变态反应。

(二)临床表现与病理基础

于接触抗原数小时后出现症状,有发热、干咳、呼吸困难、胸痛及发绀。少数患者接触抗原后可先出现喘息、流涕等速发变态反应,4～6 小时后呈Ⅲ型反应表现为过敏性肺炎。肺部可有湿啰音,多无喘鸣音,无实化或气道梗阻表现。

病理表现为亚急性肉芽肿样炎症,有淋巴细胞、浆细胞、上皮样细胞及朗格汉斯巨细胞浸润等,以致间质加宽。经过慢性病程后出现间质纤维化及肺实质破坏,毛细支气管为胶原沉着及肉芽组织堵塞而闭锁。持续接触致敏抗原后可发生肺纤维性变,严重时肺呈囊性蜂窝状。

(三)X 线表现

急性早期胸部 X 线可以不显示明显异常。曾有报道病理活检证实有过敏性肺炎,但胸部 X 线完全正常。另有 26 例临床症状典型的蘑菇肺仅 8 例显示胸部 X 线异常。另一组报道 107 个农民肺 99 例(93%)胸部 X 线有弥漫性肺部阴影。阴影的多少与肺功能、BAL、临床症状严重程度不一定相平行。胸部 X 线表现多为两肺弥散的结节。结节的直径从一毫米至数毫米不等,边界不清,或呈磨玻璃阴影。有的阴影为网状或网结节型,病变分布虽无特殊的倾向但肺尖和基底段较少。细网状和结节型多为亚急性表现。Fraser 等曾见到农民肺、蘑菇肺和饲鸽者肺,急性期在暴露于重度抗原后短时内两下肺泡样阴影比较常见。肺泡样阴影常为闭塞性细支气管炎的小气道闭塞,所致肺泡内的内容物形成密度增加的影像。弥漫性网状或网状结节状阴影的持续存在再加上急性加重期的腺泡样阴影(图 3-21)。

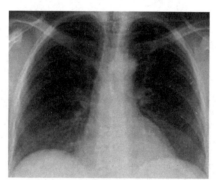

图 3-21　过敏性肺炎 X 线表现
两中下肺的磨玻璃影

六、肺脓肿

(一)概述

肺脓肿是多种病原菌感染引起的肺组织化脓性炎症,导致组织坏死、破坏、液化形成脓肿。以高热、咳嗽、咳大量脓臭痰为主要临床特征。常见病原体包括金黄色葡萄球菌、化脓性链球菌、肺炎克雷伯菌和铜绿假单胞菌等。

(二)临床表现与病理基础

吸入性肺脓肿起病急骤,畏寒、高热,体温达 39～40 ℃,伴有咳嗽、咳黏液痰或黏液脓性痰。炎症累及壁层胸膜可引起胸痛,且与呼吸有关。病变范围大时可出现气促。此外还有精神不振、全身乏力、食欲减退等全身中毒症状。如感染不能及时控制,可于发病后 10~14 天,突然咳出大量脓臭痰,偶有中、大量咯血而突然窒息致死。血源性肺脓肿多先有原发病灶引起的畏寒、高热等感染中毒症的表现。经数天或数周后才出现咳嗽、咳痰,痰量不多,极少咯血。慢性肺脓肿患者常有咳嗽、咳脓痰、反复发热和咯血,持续数周到数月。可有贫血、消瘦等慢性消耗症状。肺部体征与肺脓肿的大小和部位有关。早期常无异常体征,脓肿形成后病变部位叩诊浊音,呼吸音减低,数天后可闻及支气管呼吸音、湿啰音;随着肺脓肿增大,可出现空瓮音;病变累及胸膜可闻及胸膜摩擦音或呈现胸腔积液体征。慢性肺脓肿常有杵状指(趾)。

病理表现为肺组织化脓性炎症、坏死,形成肺脓肿,继而坏死组织液化破溃到支气管,脓液部分排出,形成有气液平的脓腔,空洞壁表面常见残留坏死组织。病变有向周围扩展的倾向,甚至超越叶间裂波及邻接的肺段。若脓肿靠近胸膜,可发生局限性纤维蛋白性胸膜炎,发生胸膜粘连;如为张力性脓肿,破溃到胸膜腔,则可形成脓胸、脓气胸或支气管胸膜瘘。肺脓肿可完全吸收或仅剩少量纤维瘢痕。若支气管引流不畅,坏死组织残留在脓腔内,炎症持续存在,则转为慢性肺脓肿。脓腔周围纤维组织增生,脓腔壁增厚,周围的细支气管受累,致变形或扩张。

(三)X 线表现

急性化脓性炎症阶段,表现为大片的致密影,密度均匀,边缘模糊,如有坏死液化则密度可减低,坏死物排出后空洞形成,可见液平面,如病变好转,则显示脓肿空洞内容物及液平面减少甚至消失,愈合后可不留痕迹,或仅少许条索影。病程较快的患者,由于坏死面积较大可见肺组织体积减小。病程较慢者空洞周围纤维组织增生,空洞壁也更为清晰,肺脓肿邻近胸膜可增厚,也可形成脓胸或脓气胸(图 3-22)。

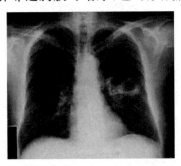

图 3-22 肺脓肿 X 线表现

左中肺脓肿空洞,其内可见液平面,边缘模糊

七、肺结核

(一)概述

肺结核是由结核分枝杆菌引发的肺部感染性疾病,是严重威胁人类健康的疾病。结核分枝杆菌的传染源主要是排菌的肺结核患者,通过呼吸道传播。健康人感染此菌并不一定发病,只有在机体免疫力下降时才发病。临床分型如下。①原发性肺结核:多见于年龄较大儿童。婴幼儿及症状较重者可急性起病,高热可达39~40 ℃;可有低热、食欲缺乏、疲乏、盗汗等结核中毒症状。少数有呼吸音减弱,偶可闻及干性或湿性啰音。②血行播散型肺结核:起病急剧,有寒战、高热,体温可达40 ℃以上,多呈弛张热或稽留热,血沉加速。亚急性与慢性血行播散性肺结核病程较缓慢。③浸润型肺结核:多数发病缓慢,早期无明显症状,后渐出现发热、咳嗽、盗汗、胸痛、消瘦、咳痰及咯血。④慢性纤维空洞型肺结核:反复出现发热、咳嗽、咯血、胸痛、盗汗、食欲减退等,胸廓变形,病侧胸廓下陷,肋间隙变窄,呼吸运动受限,气管向患侧移位,呼吸减弱。

(二)临床表现与病理基础

可出现呼吸系统症状和全身症状。呼吸系统症状主要为咳嗽、咳痰、咯血、胸痛、呼吸困难等;全身症状为结核中毒症状,发热为最常见症状,多为长期午后潮热,部分患者有倦怠乏力、盗汗、食欲减退和体重减轻等。

1.原发性肺结核

结核分枝杆菌经呼吸道进入肺后,最先引起的病灶称原发灶,常位于肺上叶下部或下叶上部靠近胸膜处,病灶呈圆形,约1 cm大小。病灶内细菌可沿淋巴道到达肺门淋巴结,引起结核性淋巴管炎和肺门淋巴结结核。肺原发灶、结核性淋巴管炎、肺门淋巴结结核合称原发复合征,是原发性肺结核的特征性病变。

2.血行播散型肺结核

由结核分枝杆菌一次大量侵入引起,结核分枝杆菌的来源可由肺内病灶或肺外其他部位的结核灶经血播散。这些部位的结核分枝杆菌先进入静脉,再经右心和肺动脉播散至双肺。结核在两肺形成1.5~2 mm大小的粟粒样结节,这些结节病灶是增殖性或渗出性的,在两肺分布均匀、大小亦较均一。

3.浸润型肺结核

多见外源性继发型肺结核,即反复结核分枝杆菌感染后所引起,少数是体内潜伏的结核菌,在机体抵抗力下降时进行繁殖,而发展为内源性结核,也有由原发病灶形成者,多见于成年人,病灶多在锁骨上下,呈片状或絮状,边界模糊,病灶可呈干酪样坏死灶,引发较重的毒性症状,而成干酪性(结核性)肺炎,坏死灶被纤维包裹后形成结核球。经过适当治疗的病灶,炎症吸收消散,遗留小干酪灶,钙化后残留小结节病灶,呈现纤维硬结病灶或临床痊愈。有空洞者,也可经治疗吸收缩小或闭合,有不闭合者,也无存活的病菌,称为"空洞开放愈合"。

4.慢性纤维空洞型肺结核

由于治疗效果和机体免疫力的高低,病灶有吸收修补,恶化进展等交替发生,单或双侧,单发或多发的厚壁空洞,常伴有支气管播散型病灶和胸膜肥厚,由于病灶纤维化收缩,肺门上提,纹理呈垂柳状,纵隔移向病侧,邻近肺组织或对侧肺呈代偿性肺气肿,常伴发慢性气管炎、支气管扩张、继发肺感染、肺源性心脏病等;更重使肺广泛破坏、纤维增生,导致肺叶或单侧肺收缩,而成"毁损肺"。

(三)X线表现

1.原发型肺结核(Ⅰ型肺结核)

多见于儿童,少数见于青年,常无影像学异常。如果发生明显的感染,常常表现为气腔实变阴影(图3-23),累及整个肺叶。原发性肺结核患者可发生胸腔积液,常仅表现为胸腔积液而无肺实质病变。淋巴结增大常发生于儿童原发性肺结核感染。有时可侵及肺门淋巴结(图3-24)和纵隔淋巴结,尤其好发于右侧气管旁区域,可增大。淋巴结增大在成人原发性肺结核中罕见,除非是免疫功能低下的患者。原发复合征(图3-25):是肺部原发灶、局部淋巴管炎和所属淋巴结炎二者的合称,X线表现多为上叶下部及下叶后部靠近胸膜处的云絮状或类圆形高密度灶,边缘可模糊不清。如有突出于正常组织轮廓的肿块影,多为肺门及纵隔肿大的淋巴结。典型的原发复合征显示为原发灶,淋巴管炎与肿大的肺门淋巴结连接在一起,形成哑铃状,此种征象已不多见。

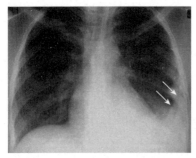

图3-23 原发性肺结核X线表现

胸部正位片可见左肺下叶实变,
伴左侧少量胸腔积液(箭头)

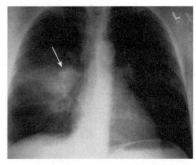

图3-24 原发性肺结核淋巴结增大X线表现

胸部正位片显示右肺门淋巴结增大(箭头)伴
肺内实变及轻度气管旁淋巴结增大

2.胸内淋巴结结核

按病理改变分型为炎症型和结节

型。炎症型多为从肺门向外扩展的高密度影,边缘模糊,与周围组织分界不清,亦可成结节状改变。结节型多表现为肺门区域突出的圆形或卵圆形边界清楚的高密度影,右侧多见。如气管旁淋巴结肿大可表现为上纵隔影增宽,如呈波浪状改变,则为多个肿大的淋巴结。对于一些隐匿于肺门阴影中或是气管隆嵴下的肿大淋巴结,通过行 CT 扫描可清楚地显示其大小及形态。

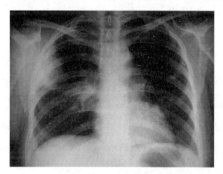

图 3-25 右侧原发性肺结核综合征 X 线表现

3.血行播散型肺结核(Ⅱ型肺结核)

急性粟粒性肺结核(图 3-26)典型病灶的 X 线表现为"三均匀"分布,即广泛均匀分布于两肺的粟粒样的结节状高密度灶,大小为 1~2 mm,部分呈磨玻璃样改变,病灶晚期可见融合。CT 扫描尤其是高分辨率 CT 扫描可清晰显示弥漫性的粟粒性病灶,并可观察病灶有无渗出。

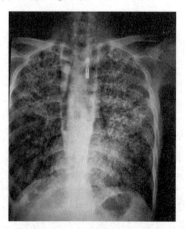

图 3-26 双肺急性粟粒型肺结核伴椎旁脓肿 X 线表现

4.亚急性或慢性血行播散型肺结核

X线表现为"三不均匀",即双肺多发大小不一,密度不均的渗出增殖灶和纤维钙化,钙化灶多见于肺尖和锁骨下,渗出病灶多位于其下方,病灶融合可产生干酪性坏死形成空洞和支气管播散。

5.慢性血行播散型肺结核

病变类似于亚急性血行播散型肺结核表现,只是大部分病变呈增殖性改变,病灶边缘基本清晰,纤维索条状影更明显,或者病灶钙化更多见,胸膜增厚和粘连更显著等。同时,两肺纹理增粗紊乱更明显。

6.继发型肺结核(Ⅲ型肺结核)

浸润型肺结核(图 3-27)的病变多位于肺局部,以肺尖、锁骨上区、锁骨下区及下叶背段为多见;X线片上的征象多样,一般为陈旧性病灶周围出现渗出性病灶表现为中心密度较高而边缘模糊的致密影;新渗出性病灶表现为小片状云絮状影,范围较大的病灶可波及一个肺段或整个肺叶浸润;空洞常表现为壁薄、无内容物或很少液体;渗出、增殖、播散、纤维化、空洞等多种性质的病灶同时存在,活动期的肺结核易沿着支气管向同侧或对侧播散。

7.干酪性肺炎

似大叶性肺炎,显示一片无结构的、密度较不均匀的致密影,可累及一肺段或肺叶,密度较一般性肺炎高;干酪样坏死灶中心发生溶解、液化并可经支气管排出,出现虫蚀样空洞或无壁空洞;下肺野及对侧肺野可见沿支气管分布的小斑片状播散灶。

8.结核瘤

大多为孤立性球形病灶,多发者少见。多位于上叶尖后段和下叶背段。形态常为圆形或椭圆形,有时可见分叶(几个球形病灶融合在一起形成),一般 2～3 cm。其内可见点状钙化、层状钙化影;结核瘤(图 3-28)中心的干酪改变可以液化而形成空洞,常为厚壁性;结核瘤附近肺野可见有散在的结核病灶,即"卫星病灶"。

9.慢性纤维空洞型肺结核

两上肺野广泛的纤维索条状病灶及新旧不一的结节状病灶;可见形状不规则的纤维性空洞,少有液气面;同侧或对侧可见斑片状播散病灶,密度可低可高甚至钙化;纵隔气管向患侧移位,同侧肺门影上移,其肺纹理拉长呈垂直走向如垂柳状,患侧胸部塌陷;常伴有胸膜肥厚粘连,无病变区呈代偿性肺气肿。

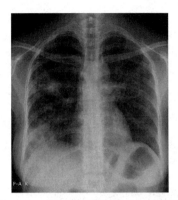

图 3-27 右侧浸润型肺结核 X 线表现

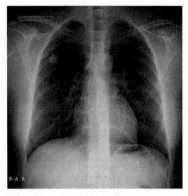

图 3-28 右上肺结核球 X 线表现

10.结核性胸膜炎

结核性胸膜炎多表现为单侧及双侧的胸腔积液。当积液量超过 250 mL 时,立位胸片检查则可发现。X 线表现为两次肋膈角变钝,呈内低外高的弧形液体阴影。叶间裂积液表现为沿叶间裂走向的梭行高密度影,积液量较多时可呈圆形或卵圆形。包裹性积液表现为突向肺野内的扁丘状及半圆形密度增高影,边界清楚。

八、肺炎性假瘤

(一)概述

肺炎性假瘤是肺内良性肿块,是由肺内慢性炎症产生的肉芽肿、机化、纤维结缔组织增生及相关的继发病变形成的肿块,并非真正肿瘤。它是一种病因不清的非肿瘤性病变。

(二)临床表现与病理基础

肺炎性假瘤患者多数年龄在 50 岁以下,女性多于男性。1/3 的患者没有临床症状,仅偶然在 X 线检查时发现,2/3 的患者有慢性支气管炎、肺炎、肺化脓症的病史,以及相应的临床症状,如咳嗽、咳痰、低热,部分患者还有胸痛、血痰,甚至咯血,但咯血量一般较少。

肺炎性假瘤的病理学特征是组织学的多形性,肿块内含有肉芽组织的多寡不等、排列成条索的成纤维细胞、浆细胞、淋巴细胞、组织细胞、上皮细胞以及内含中性脂肪和胆固醇的泡沫细胞或假性黄瘤细胞。肺炎性假瘤一般位于肺实质内,累及支气管的仅占少数。绝大多数单发,呈圆形或椭圆形结节,一般无完整的包膜,但肿块较局限、边界清楚,有些还有较厚而缺少细胞的胶原纤维结缔组织与肺实质分开。

(三)X 线表现

病变形态不一,大小不等,多<5 cm,位于肺的表浅部位,一般为中等密度影,密度可均匀,硬化血管瘤型可见斑点状钙化影,有假性包膜时,病变边界清楚,乳头状增生型多见,有的肿块由于不规则可表现为分叶状。无假性包膜时,边界模糊,以组织细胞增生型多见。有的炎性假瘤甚至表现为周围型肺癌的毛刺样改变(图 3-29)。

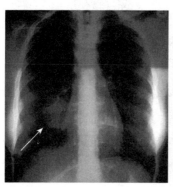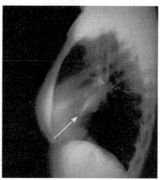

图 3-29　肺炎性假瘤 X 线表现

右肺中叶软组织肿块,边缘见毛刺(箭头)

九、慢性肺炎

(一)概述

慢性非特异性炎症,可分为原发性慢性肺炎和急性肺炎演变而来,促成慢性肺炎的因素有营养不良、佝偻病、先天性心脏病或肺结核患儿发生肺炎时,易致病程迁延;病毒感染引起间质性肺炎,易演变为慢性肺炎;反复发生的上呼吸道感染或支气管炎以及慢性鼻窦炎均为慢性肺炎的诱因;深入支气管的异物,特别是缺乏刺激性而不产生初期急性发热的异物(如枣核等),因被忽视而长期存留在肺部,形成慢性肺炎;免疫缺陷小儿,包括体液及细胞免疫缺陷,补体缺乏及白细胞吞噬功能缺陷皆可致肺炎反复发作,最后变成慢性;原发性或继发性呼吸道纤毛形态及功能异常亦可致肺慢性炎症。

(二)临床表现与病理基础

慢性肺炎的特点是周期性的复发和恶化,呈波浪形。由于病变的时期、年龄和个体的不同,症状多种多样。在静止期体温正常,无明显体征,几乎没有咳嗽,但在跑步和上楼时容易气喘。在恶化期常伴有肺功能不全,出现发绀和呼吸困难等。恶化后好转很缓慢,经常咳痰,甚至出现面部水肿、发绀、胸廓变形和杵状指(趾)。

炎症病变可侵及各级支气管、肺泡、间质组织和血管。特别在间质组织的炎症,每次发作时都有所进展,使支气管壁弹力纤维破坏,终因纤维化而致管腔狭窄。同时,由于分泌物堵塞管腔而发生肺不张,终致支气管扩张。由于支气管壁及肺泡间壁的破坏,空气经过淋巴管散布,进入组织间隙,可形成间质性肺气肿。局部血管及淋巴管也发生增生性炎症,管壁增厚,管腔狭窄。

(三)X线表现

1.肺纹理增强

支气管壁和支气管周围组织的细胞浸润和结缔组织增生以及小叶间隔的细胞浸润和结缔组织增生是肺纹理增强的病理基础。在胸片上前者表现为走行紊乱的不规则线条状阴影,可伴有血管的扭曲移位及全小叶肺气肿。

2.结节和斑片状阴影

气管周围的渗出与增生改变的轴位影像和腺泡病变表现为结节影。支气管的狭窄扭曲可导致小叶肺不张或盘状肺不张。小叶肺不张呈斑片状阴影,盘状肺不张呈条状阴影。

3.肺段、肺叶及团块阴影

慢性炎症局限于肺叶或肺段时则呈肺叶肺段阴影,肺叶肺段阴影可体积缩小。由于合并支气管扩张、肺气肿、肺大泡或小脓肿、肺大泡或小脓腔,肺叶或肺段阴影的密度可不均匀。在支气管体层片或支气管造影片上可见支气管扩张。但支气管狭窄或阻塞较少见。有时在肺叶肺段阴影内可见团块状阴影,其病理基础为脓肿或炎性肿块。肺叶阴影多见于右中叶慢性炎症。其他肺叶较少见,肺段阴影较常见。呈肿块阴影的慢性肺炎,其大小从不到 3 cm 至 10 cm 以上,肿块边缘较清楚,周围可见不规则索条状阴影,在团块内有时可见 4～6 级支气管扩张。炎性肿块阴影在正侧位胸片上各径线差有时较大,例如在正位胸片上呈圆形,在侧位胸片上呈不规则形状或椭圆形,此点有利于与周围型肺癌鉴别。

4.蜂窝状及杵状影

含空气的囊状支气管扩张可呈蜂窝状阴影、含有黏液的支气管扩张可表现为杵状阴影,其特点为与支气管走行方向一致。

5.肺气肿征象

弥漫性慢性肺炎可合并两肺普遍性肺气肿。而局限性慢性肺炎常与瘢痕旁肺气肿并存,因此慢性肺炎区的密度不均匀。有时慢性肺炎还可与肺大泡并存。

6.肺门团块状阴影

肺门区炎性肺硬化可表现为边缘不整齐、形态不规则类圆形团块状影,此时常需与肺癌鉴别。有时慢性肺炎还可伴有肺门淋巴结增大。但较少见。有时可见肺门部淋巴结肿大(图 3-30)。

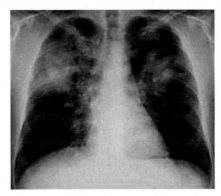

图 3-30　慢性肺炎 X 线表现

十、放射性肺炎

(一)概述

放射性肺炎是肺组织接受一定剂量的电离辐射后所导致的急性炎性反应,目前对该病的基础及临床研究不多,缺乏严格的诊断标准,治疗多数为对症处理、长期大剂量糖皮质激素治疗等。停止放疗后多数患者可以缓慢恢复,也有部分患者逐步发展成放射性肺纤维化,严重者会导致患者呼吸衰竭而死亡。

(二)临床表现与病理基础

放射性肺炎通常发生于放疗后 3 个月内,如果照射剂量较大或同时接受了化疗等,或者遗传性放射损伤高度敏感的患者,放射性肺炎也可能发生于放疗开始后 2～3 周。肺癌患者接受放疗后 70％以上会发生轻度的放射性肺损伤,多数无症状或症状轻微,仅有 10％～20％的患者会出现临床症状。放射性肺炎的临床症状没有特异性,通常的临床表现为咳嗽、气短、发热等,咳嗽多为刺激性干咳,气短程度不一,轻者只在用力活动后出现,严重者在静息状态下也会出现明显呼吸困难。部分患者可以伴有发热,甚至发生在咳嗽气短等症状出现前,多为 37～38.5 ℃,但也有出现 39 ℃以上高热者。放射性肺炎的体征不明显,多无明显体征,部分患者会出现体温升高、肺部湿啰音等表现。放射性肺炎临床症状的严重程度与肺受照射的剂量及体积相关,也和患者的个体遗传差异相关。

电离辐射导致放射性肺炎的靶细胞包括Ⅱ型肺泡细胞、血管内皮细胞、成纤维细胞以及肺泡巨噬细胞等。Ⅱ型肺泡细胞合成和分泌肺泡表面活性物质,维持肺泡表面张力,接受电离辐射后,Ⅱ型肺泡细胞胞质内 Lamellar 小体减少或畸形,肺泡细胞脱落到肺泡内,导致肺泡张力变化,肺的顺应性降低,肺泡塌陷不张。血管内皮细胞的损伤在照射后数天内就可以观察到,毛细血管内皮细胞超微结构发生变化,细胞内空泡形成、内皮细胞脱落,并可以发生微血栓形成、毛细血管阻塞,最终导致血管通透性改变,肺泡换气功能受损。肺泡巨噬细胞及成纤维细胞在接受电离辐射损伤后也会出现相应的变化,促进和加重放射性肺炎的发生。

(三)X 线表现

其表现取决于放射线照射的部位、照射的方向、照射野及照射量。乳腺癌术后放射照射所引起的放射性肺炎病灶多位于第 1～2 肋间。肺癌放疗后引起的放射性肺炎发生在原发病灶所在的肺叶,食管癌于恶性淋巴瘤放疗后引起的放射性肺炎位于两肺内带。放射性肺炎的 X 线表现:急性期:通常表现为大片状高密度阴影,密度较均匀,边缘较模糊;慢性期:由于病灶纤维结缔组织增生明显,原来的大片状阴影范围缩小,病灶较前密度增高而不均匀,可见网状及纤维索条状阴影。大范围的慢性放射性肺炎体积缩小可伴纵隔向患侧移位,同侧胸膜肥厚粘连,胸廓塌陷变形,膈升高(图 3-31)。

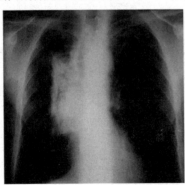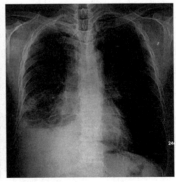

图 3-31　放射性肺炎 X 线表现

十一、特发性肺间质纤维化

(一)概述

特发性肺间质纤维化是一种原因不明,以弥漫性肺泡炎和肺泡结构紊乱最终导致肺间质纤维化为特征的疾病,按病程有急性、亚急性和慢性之分,临床更多见的是亚急性和慢性型。现认为该病与免疫损伤有关。预后不良,早期病例即使对激素治疗有反应,生存期一般也仅有 5 年。

(二)临床表现与病理基础

通常为隐匿性起病,主要的症状是干咳和劳力性气促。随着肺纤维化的发展,发作性干咳和气促逐渐加重。进展的速度有明显的个体差异,经过数月至数年发展为呼吸衰竭和肺心病。起病后平均存活时间为 2.8～3.6 年。通常没有肺外表现,但可有一些伴随症状,如食欲减退,消瘦等。体检可发现呼吸浅快,双肺底可闻及吸气末期 Velcro 啰音。晚期可出现发绀等呼吸衰竭和肺心病的表现。50％以上患者有杵状指(趾)。

特发性肺纤维化的病理改变与病变的严重程度有关。主要特点是病变在肺内分布不均一,肺泡壁增厚,伴有胶原沉积、细胞外基质增加和灶性单核细胞浸润。炎症细胞不多,通常局限在胶原沉积区或蜂窝肺区。肺泡腔内可见到少量的 Ⅱ 型肺泡上皮细胞聚集。可以看到蜂窝肺气囊、纤维化和纤维增殖灶。

(三)X 线表现

1.磨玻璃样影及实变影

病变早期,两下肺后外基底段部位可见小叶状轻度密度增高影;其内可见含气支气管影,支气管血管树增粗。实变影可相互融合成肺段甚或肺叶实变。

2.线状影

表面与胸膜面垂直的细线形影,长 1～2 mm,宽约 1 mm,多见于两肺下叶,也可见其他部位。两肺中内带区域的小叶间隔增厚则表现为分枝状细线形影。

3.胸膜下弧形线影

表现为胸膜下 0.5 cm 以内的与胸壁内面弧度一致的弧形线影,长 5～10 cm,边缘较清楚或较模糊,多见于两下肺后外部。

4.蜂窝状影

表现为数毫米至 2 cm 大小不等的圆形或椭圆形含气囊腔,壁较薄而清楚,与正常肺交界面清楚。主要分布于两肺基底部胸膜下区。

5.小结节影

在蜂窝、网、线影基础上,可见少数小结节影,边缘较清楚,并非真正的间质内结节,而是纤维条索病变在横断面上的表现,或相互交织而成。

6.肺气肿

小叶中心性肺气肿表现为散在的、直径 2～4 mm 的圆形低密度区,无明确边缘,多见于肺部外围,但随病变发展可逐渐见于肺中央部。有时胸膜下可见直径 1～2 cm 大小的圆形或椭圆形肺气囊。

7.支气管扩张

主要为中小支气管扩张,多为柱状扩张,可伴支气管扭曲、并拢。

十二、肺结节病

(一)概述

肺结节病是一种病因未明的多系统多器官的肉芽肿性疾病,近来已引起国内广泛注意。常侵犯肺、双侧肺门淋巴结、眼、皮肤等器官。其胸部受侵率高达 80%～90%。本病呈世界分布,欧美国家发病率较高,东方民族少见。多见于 20～40 岁,女略多于男。病因尚不清楚,部分病例呈自限性,大多预后良好。

(二)临床表现与病理基础

早期结节病的症状较轻,常见的呼吸道症状和体征有咳嗽、无痰或少痰,偶有少量血丝痰,可有乏力、低热、盗汗、食欲减退、体重减轻等。病变广泛时可出现胸闷、气急,甚至发绀。后期主要是肺纤维化导致的呼吸困难。肺部体征不明显,部分患者有少量湿啰音或捻发音。

结节病的病理特点是非干酪样坏死性类上皮肉芽肿。肉芽肿的中央部分主要是多核巨噬细胞和类上皮细胞,后者可以融合成朗格汉斯巨细胞。周围有淋巴细胞浸润,而无干酪样病变。

(三)X 线表现

有 90%以上的患者伴有胸部 X 线的改变,而且常是结节病的首次发现。

1.纵隔、肺门淋巴结肿大

纵隔、肺门淋巴结肿大为结节病最常见表现,为唯一异常表现。多组淋巴结肿大是其特点,其中两侧肺门对称性淋巴结肿大且状如土豆,多为本病典型表现,其肿大淋巴结一般在 6～12 个月期间可自行消退,恢复正常;或在肺部出现病变过程中,开始缩小或消退;或不继续增大,为结节病的发展规律。

2.肺部病变

肺部病变多发生在淋巴结病变之后。最常见的病变为两肺弥漫性网状结节影,但肺尖或肺底少或无。结节大小不一,多为 1～3 mm 大小,轮廓尚清楚。其次为圆形病变,直径为 1.0～1.5 cm,密度均匀,边缘较清楚,单发者类似肺内良性病变或周围型肺癌,多发者酷似肺内转移瘤。此外为阶段性或小叶性浸润,类似肺部炎性病变,一般伴或不伴胸腔内淋巴结病变。少数表现为单纯粟粒状颗似急性粟粒型肺结核。以纤维性病变为主,不易与其他原因所致的肺纤维化区别,且可引起多种继发性改变。

3.胸膜病变

胸膜渗液可能为胸膜脏、壁层广泛受累所致。肥厚的胸膜为非干酪性肉芽肿。

4.骨骼病变

较少见,约占全部结节病的10%。骨损害一般限于手、足的短管状骨,显示小囊状骨质缺损并伴有末节指(趾)变细、变短(图 3-32)。

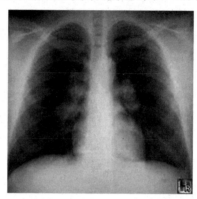

图 3-32 肺结节病 X 线表现
两侧纵隔、肺门淋巴结肿大

十三、硅沉着病

(一)概述

硅沉着病是由于长期吸入石英粉尘所致的以肺部弥漫性纤维化为主的全身性疾病,是我国目前常见的且危害较为严重的职业病。目前是职业病中发病率最高的病种之一,也是 12 种尘肺中较重的一种。

(二)临床表现与病理基础

硅沉着病的早期可能没有自觉症状,或症状很轻。Ⅱ、Ⅲ期硅沉着病患者多有症状,但症状轻重和胸部 X 线改变的程度不一定平行,在有肺部并发症时,症状加重。早晨咳嗽较重,无痰或有少量黏液痰。肺内有并发感染时,则痰量增多,或有脓性痰。单纯硅沉着病多无胸痛或有轻微胸痛,一旦有明显胸痛应考虑有肺内感染或并发肺结核的可能。胸膜摩擦音常是并发肺结核的征象。早期硅沉着病气短不明显,晚期硅沉着病并发肺结核、肺气肿时,气短明显。早期患者一般状态尚好,晚期则营养欠佳。晚期患者,特别是并发肺结核或肺部感染时,肺部可听到呼音,也可出现发绀。

硅沉着病基本病变是矽结节形成,眼观矽结节呈圆形灰黑色、质韧、直径为2～3 mm。在人体,最早的改变是吸入肺内的粉尘粒子聚集并沉积在相对固定的肺泡内,巨噬细胞及肺泡上皮细胞(主要是Ⅱ型)相继增生,肺泡隔开始增厚。聚集的细胞间出现网织纤维并逐渐转变成胶原纤维,形成矽结节。典型矽结节,结节境界清晰,胶原纤维致密扭曲排列或呈同心圆排列,纤维间无细胞反应,出现透明性变,周围是被挤压变形的肺泡。

(三)X线表现

1.圆形小阴影

圆形小阴影是硅沉着病最常见和最重要的一种X线表现形态,其病理变化以结节型硅沉着病为主,呈圆形或近似圆形,边缘整齐或不整齐,直径<10 mm;不规则形小阴影多为接触游离二氧化硅含量较低的粉尘所致,病理基础主要是肺间质纤维化。表现为粗细、长短、形态不一的致密阴影。之间可互不相连,或杂乱无章的交织在一起,呈网状或蜂窝状;致密度多持久不变或缓慢增高。早期也多见于两肺中下区,弥漫分布,随病情进展而逐渐波及肺上区(图3-33)。

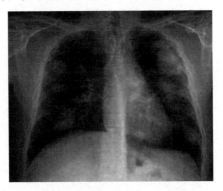

图 3-33　硅沉着病 X 线表现

两肺散在类圆形结节影,边界尚清

2.大阴影

长径超过10 mm的阴影,为晚期硅沉着病的重要X线表现,边界清楚,周围有明显的肺气肿;多见于两肺上、中区,常对称出现;大阴影长轴多与后肋垂直,不受叶间裂限制。

3.胸膜变化

胸膜粘连增厚,先在肺底部出现,可见肋膈角变钝或消失;晚期膈面粗糙,由于肺纤维组织收缩和膈胸膜粘连,呈“天幕状”阴影。

4.肺气肿

多为弥漫性、局限性、灶周性和泡性肺气肿,严重者可见肺大泡。

5.肺门和肺纹理变化

早期肺门阴影扩大,密度增高,有时可见淋巴结增大,包膜下钙质沉着呈蛋壳样钙化,肺纹理增多或增粗变形;晚期肺门上举外移,肺纹理减少或消失。

第四节　肺实质性病变

一、肺水肿

(一)概述

肺水肿是指由于某种原因引起肺内组织液的生成和回流平衡失调,使大量组织液在很短时间内不能被肺淋巴和肺静脉系统吸收,从肺毛细血管内外渗,积聚在肺泡、肺间质和细小支气管内,从而造成肺通气与换气功能严重障碍。在临床上表现为极度的呼吸困难,端坐呼吸,发绀,大汗淋漓,阵发性咳嗽伴大量白色或粉红色泡沫痰,双肺布满对称性湿啰音。分为心源性和非心源性两大类。本病可严重影响呼吸功能,是临床上较常见的急性呼吸衰竭的病因。

(二)临床表现与病理基础

肺水肿间质期,患者常有咳嗽、胸闷,轻度呼吸浅速、急促,查体可闻及两肺哮鸣音。肺水肿液体渗入肺泡后,患者可表现为面色苍白,发绀,严重呼吸困难,咳大量白色或血性泡沫痰,两肺满布湿啰音。

肉眼可见肺表面苍白,含水量增多,切面有大量液体渗出。显微镜下观察,可将其分为间质期、肺泡壁期和肺泡期。间质期是肺水肿的最早表现,液体局限在肺泡外血管和传导气道周围的疏松结缔组织中,支气管、血管周围腔隙和叶间隔增宽,淋巴管扩张。液体进一步潴留时,进入肺泡壁期。液体蓄积在厚的肺泡毛细血管膜一侧,肺泡壁进行性增厚。发展到肺泡期时,可见充满液体的肺泡壁丧失了环形结构,出现褶皱。无论是微血管内压力增高还是通透性增加引起的肺水肿,肺泡腔内液体的蛋白均与肺间质内相同,提示表面活性物质破坏,而且上皮丧失了滤网能力。

(三)X线表现

间质性肺水肿 X 线主要表现肺静脉影增粗,肺门影变大、变模糊,可见 Kerley 线征,肺叶间裂增厚等;肺泡性肺水肿表现为两肺可见大片状模糊影(多位于肺中心部或基底部)及"蝶翼征",可伴少量胸腔积液,肺泡性肺水肿病变动态变化大。急性呼吸窘迫征引起的肺水肿 X 线表现通常为散在片状模糊影,随病变发展融合成大片毛玻璃样影或实变影,广泛肺影密度增高称为"白肺",对复张性肺水肿、神经性肺水肿结合病史即可做诊断(图 3-34)。

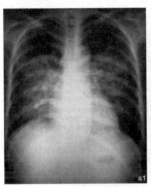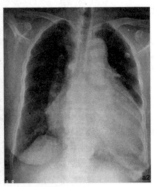

图 3-34　肺水肿 X 线表现

A.肺泡性肺水肿 X 线表现为"蝶翼征";B.间质性肺水肿 X 线表现

二、肺气肿

(一)概述

肺气肿是指终末细支气管远端的气道弹性减退,过度膨胀、充气和肺容积增大或同时伴有气道壁破坏的病理状态。按其发病原因肺气肿有如下几种类型:老年性肺气肿,代偿性肺气肿,间质性肺气肿,灶性肺气肿,旁间隔性肺气肿,阻塞性肺气肿。

(二)临床表现与病理基础

临床表现症状轻重视肺气肿程度而定。早期可无症状或仅在劳动、运动时感到气短,随着肺气肿进展,呼吸困难程度随之加重,以至稍一活动甚或完全休息时仍感气短。此外尚可感到乏力、体重下降、食欲减退、上腹胀满。除气短外还有咳嗽、咳痰等症状。典型肺气肿者胸廓前后径增大,呈桶状胸,呼吸运动减弱,语音震颤减弱,叩诊过清音,心脏浊音界缩小,肝浊音界下移,呼吸音减低,有时可听到干、湿啰音,心率增快,心音低远,肺动脉第二心音亢进。

肺气肿按解剖组织学部位分为肺泡性肺气肿和间质性肺气肿;肺泡性肺气

肿按发生部位又可细分为腺泡中央型、腺泡周围型、全腺泡型肺气肿；腺泡中央型指肺腺泡中央区的呼吸细支气管呈囊状扩张，肺泡管及肺泡囊无明显改变，腺泡周围型则是肺泡管及肺泡囊扩张，而呼吸细支气管未见异常改变，从呼吸细支气管至肺泡囊及肺泡均扩张即是全腺泡型肺气肿。肺内陈旧瘢痕灶邻近发生的瘢痕旁若肺气肿囊腔超过 2 cm，累及小叶间隔称为肺大泡。间质性肺气肿是因肺内压骤然升高，气体从破裂的肺泡壁或支气管管壁进入肺间质，在肺膜下或下叶间隔内形成小气泡形成，气泡可扩散至肺门、纵隔，甚至颈胸部皮下软组织内。

(三)X 线表现

X 线主要表现为肺野扩大，肺血管纹理变疏变细，肺透亮度增加，肋间隙增宽，纵隔向一侧偏移，横膈下移，心缩小等，侧位像显示胸腔前后径增大(图 3-35)。

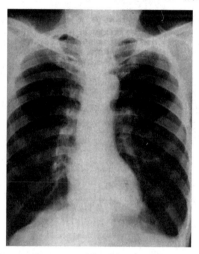

图 3-35　肺气肿 X 线表现

三、Wegener 肉芽肿

(一)概述

Wegener 肉芽肿是一种坏死性肉芽肿性血管炎，属自身免疫性疾病。该病在 1931 年由 Klinger 首次描述，在 1936 年由 Wegener 进一步作了病理学的描述。该病男性略多于女性，从儿童到老年人均可发病，未经治疗的 Wegener 肉芽肿病死率可高达 90%以上，经激素和免疫抑制剂治疗后，Wegener 肉芽肿的预后明显改善。尽管该病有类似炎性的过程，但尚无独立的致病因素，病因至今不明。

(二)临床表现与病理基础

Wegener 肉芽肿临床表现多样，可累及多系统。典型的 Wegener 肉芽肿有三联征:上呼吸道、肺和肾病变。可以起病缓慢,持续一段时间,也可表现为快速进展性发病。病初症状包括发热、疲劳、抑郁、食欲缺乏、体重下降、关节痛、盗汗、尿色改变和虚弱。其中发热最常见。大部分患者以上呼吸道病变为首发症状。通常表现是持续地流鼻涕,而且不断加重。肺部受累是本病基本特征之一,约50%的患者在起病时即有肺部表现,总计80%以上的患者将在整个病程中出现肺部病变。胸闷、气短、咳嗽、咯血以及胸膜炎是最常见的症状,及肺内阴影。大部分病例有肾脏病变,出现蛋白尿,红、白细胞及管型尿,严重者伴有高血压和肾病综合征,终可导致肾衰竭,是Wegener肉芽肿的重要死因之一。

全身系统和脏器均可受累,病理特点有:呼吸道上部(鼻、鼻窦炎、鼻咽部、鼻中隔为主)或下部(气管、支气管及肺)坏死性肉芽肿性病变,小血管管壁纤维素样变,全层有单核细胞、上皮样细胞和多核巨细胞浸润,病变严重时可侵犯骨质,引起破坏。肺部可见空洞形成。肉芽肿也见于上颌骨、筛骨眼眶等处,广泛的血管炎引起的梗死、溃疡造成鞍状鼻畸形、眼球突出等。肾脏病变呈坏死性肾小球肾炎的改变。全身性灶性坏死性血管炎主要侵犯小动脉、细动脉、小静脉、毛细血管及其周围组织,血管壁有多形核细胞浸润、纤维蛋白样变性,肌层及弹力纤维破坏,管腔中血栓形成,管壁坏死形成小动脉瘤、出血等。

(三)X线表现

肺野内单发或多发大小不等类圆形影或团状影,少数为粟粒型。多分布于两肺中下野及肺尖部。球形病灶可出现肉芽肿坏死、液化而形成空洞,厚薄不规则,可为单房或多房。肺浸润病变多表现大小不一边缘模糊斑片状影。以上表现可同时存在,可伴有胸腔积液、肺不张、肺梗死或气胸等(图3-36)。

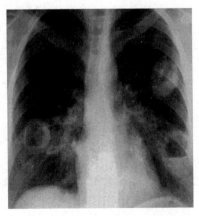

图3-36 Wegener肉芽肿X线表现

四、肺泡蛋白质沉积症

(一)概述

肺泡蛋白质沉积症是以肺泡和细支气管腔内充满 PAS 染色阳性、来自肺的富磷脂蛋白质物质为特征。好发于青中年,男性发病率约 3 倍于女性。病因未明,可能与免疫功能障碍(如胸腺萎缩、免疫缺损、淋巴细胞减少等)有关。

(二)临床表现与病理基础

发病多隐袭,典型症状为活动后气急,以后进展至休息时亦感气急,咳白色或黄色痰、乏力、消瘦。继发感染时,有发热、脓性痰。少数病例可无症状,仅X线有异常表现。呼吸功能障碍随着病情发展而加重,呼吸困难伴发绀亦趋严重。

肉眼肺大部分呈实变,胸膜下可见黄色或黄灰色结节,切面有黄色液体渗出。镜检示肺泡及细支气管内有嗜酸性 PAS 强阳性物质充塞,是 Ⅱ 型肺泡细胞产生的表面活性物质磷脂与肺泡内液体中的其他蛋白质和免疫球蛋白的结合物,肺泡隔及周围结构基本完好。电镜可见肺泡巨噬细胞大量增加,吞噬肺表面活性物质,胞质肿胀,呈空泡或泡沫样外观。

(三)X 线表现

典型表现为从两肺弥漫且基本对称的由肺门向外放散的弥漫细小的羽毛状或结节状阴影,呈"蝶翼"状,类似肺泡性肺水肿;可表现两肺弥漫性颗粒状致密影,融合成斑片状,边缘模糊;可因支气管沉积物阻塞表现节段性肺不张、肺气肿等(图 3-37)。

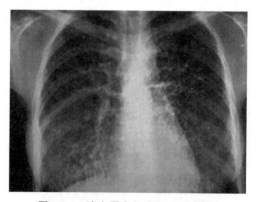

图 3-37 肺泡蛋白沉积症 X 线表现

第五节　胸 膜 疾 病

一、胸膜炎

(一)概述

胸膜炎又称"肋膜炎",是胸膜的炎症。胸膜炎是致病因素(通常为病毒或细菌)刺激胸膜所致的胸膜炎症。胸腔内可有液体积聚(渗出性胸膜炎)或无液体积聚(干性胸膜炎)。炎症消退后,胸膜可恢复至正常,或发生两层胸膜相互粘连。由多种病因引起,如感染、恶性肿瘤、结缔组织病、肺栓塞等。

(二)局部解剖

胸膜是衬覆于胸壁内面、膈上面、纵隔两侧面和肺表面等处的一层浆膜。被覆于胸壁内面、纵隔两侧面和膈上面及突至颈根部等处的胸膜部分称壁胸膜,覆盖于肺表面的称脏胸膜,两层胸膜之间密闭、狭窄、呈负压的腔隙称胸膜腔。壁、脏两层胸膜在肺根表面及下方互相移行,肺根下方相互移行的两层胸膜重叠形成三角形的皱襞称肺韧带。

壁胸膜依其衬覆部位不同分为以下 4 部分。

(1)肋胸膜:是衬覆于肋骨、胸骨、肋间肌、胸横肌及胸内筋膜等诸结构内面的浆膜,其前缘位于胸骨后方,后缘达脊柱两侧,下缘以锐角反折移行为膈胸膜,上部移行为胸膜顶;膈胸膜覆盖于膈上面,与膈紧密相贴、不易剥离;纵隔胸膜衬覆于纵隔两侧面,其中部包裹肺根并移行为脏胸膜,纵隔胸膜向上移行为胸膜顶,下缘连接膈胸膜,前、后缘连接肋胸膜;胸膜顶是肋胸膜和纵隔胸膜向上的延续,突至胸廓入口平面以上,与肺尖表面的脏胸膜相对,在胸锁关节与锁骨中内1/3 交界处,胸膜顶高出锁骨上方 1～4 cm,经锁骨上臂丛麻醉或针刺时,为防止刺破肺尖,进针点应高于锁骨上 4 cm。

(2)脏胸膜:是贴附于肺表面,并伸入至叶间裂内的一层浆膜。因其与肺实质连接紧密故又称肺胸膜。

(3)胸膜腔:是指脏、壁胸膜相互移行,二者之间围成的封闭的胸膜间隙,左、右各一,呈负压。胸膜腔实际是个潜在的间隙,间隙内仅有少许浆液,可减少摩擦。

(4)胸膜隐窝:是不同部分的壁胸膜返折并相互移行处的胸膜腔,即使在深吸气时,肺缘也达不到其内,故名胸膜隐窝。主要包括肋膈隐窝、肋纵隔隐窝和膈纵隔隐窝等。①肋膈隐窝:左右各一,由肋胸膜与膈胸膜返折形成,是诸胸膜隐窝中位置最低、容量最大的部位。深度可达两个肋间隙,胸膜腔积液常先积存于肋膈隐窝。②肋纵隔隐窝:位于心包处的纵隔胸膜与肋胸膜相互移行处,因左肺前缘有心切迹,所以左侧肋纵隔隐窝较大。③膈纵隔隐窝:位于膈胸膜与纵隔胸膜之间,因心尖向左侧突出而形成,故该隐窝仅存在于左侧胸膜腔(图 3-38)。

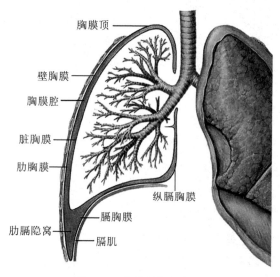

图 3-38　胸膜局部解剖图

(三)临床表现与病理基础

胸膜炎最常见的症状为胸痛。胸痛常突然出现,程度差异较大,可为不明确的不适或严重的刺痛,可仅在患者深呼吸或咳嗽时出现,亦可持续存在并因深呼吸或咳嗽而加剧。亦可表现为腹部、颈部或肩部的牵涉痛。胸膜炎是致病因素刺激胸膜所致的胸膜炎症,使胸膜充血、水肿,白细胞浸润并有多数内皮细胞脱落,胸膜面失去其原来的光泽。胸膜纤维蛋白渗出,致使胸膜增厚粗糙。

(四)X 线表现

急性期主要表现为胸腔游离积液或包裹性积液,部分患者并发支气管胸膜瘘则可见气液平面。积液量少时可见肋膈角变钝。慢性期主要表现为胸膜增厚、粘连,甚至钙化,使患侧肋间隙变窄,胸廓塌陷,纵隔移向患侧,横膈上升。胸膜钙化时在肺野边缘呈片状、不规则点状或条状高密度影。包裹性胸膜炎时,胸膜钙化可呈弧线形或不规则环形。

二、胸膜间皮瘤

(一)概述

胸膜间皮瘤为胸膜原发性肿瘤,是来源于脏层、壁层、纵隔或横膈四部分胸膜的肿瘤。国外发病率高于国内。死亡率占全世界所有肿瘤的1%以下。近年有明显上升趋势。50岁以上多见,男女之比为2:1。与石棉接触有关。目前,恶性型尚缺乏有效的治疗方法。

(二)临床表现与病理基础

局限型者可无明显不适或仅有胸痛、活动后气促;弥漫型者有较剧烈胸痛、气促、消瘦等。患侧胸廓活动受限,饱满,叩诊浊音,呼吸音减低或消失,可有锁骨上窝及腋下淋巴结肿大。由于间皮瘤细胞形态的多样性,光镜下恶性间皮瘤组织学分型尚不统一。世界卫生组织曾将弥漫性恶性间皮瘤分为上皮型、肉瘤型和混合型。电镜检查示瘤细胞表面及瘤细胞内腔面有细长的蓬发样微绒毛,胞浆内丰富的张力微丝及糖原颗粒,有双层或断续的基底膜,瘤细胞间有较多的桥粒为恶性间皮瘤的超微结构特征。

(三)X线表现

难以显示小的病灶,有时仅可见胸腔积液。病变较大时可以显示突入肺野的结节,呼吸时随肋骨运动(图3-39)。

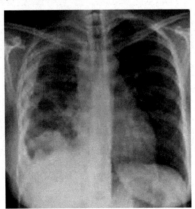

图 3-39 胸膜间皮瘤 X 线表现

三、气胸与液气胸

(一)概述

气胸是指气体进入胸膜腔,造成积气状态,称为气胸。通常分为三大类:自发性气胸、创伤性气胸和人工气胸。自发性气胸是由于肺部疾病使肺组织和脏层胸膜破裂,或由于靠近肺表面的微小泡和肺大疱破裂,肺和支气管内空气进入胸膜腔所致。液气胸则是指气胸的同时伴有胸腔内积水。

(二)临床表现与病理基础

起病大多急骤,典型症状为突发胸痛、继而胸闷或呼吸困难,并可有刺激性干咳。也有发病缓慢,甚至无自觉症状。部分患者发病前有用力咳嗽、持重物、屏气或剧烈活动等诱因,也有不少患者在正常活动或安静休息时发病。症状轻重取决于起病急缓、肺萎缩程度、肺原发疾病以及原有心肺功能状况等。胸体征视积气多少而定。少量气胸可无明显体征,气体量多时患侧胸部饱满,呼吸运动减弱,触觉语颤减弱或消失,叩诊鼓音,听诊呼吸音减弱或消失。肺气肿并发气胸患者虽然两侧呼吸音都减弱,但气胸侧减弱更明显。大量气胸时纵隔向健侧移位。右侧大量气胸时肝浊音界下移,左侧气胸或纵隔气肿时在左胸骨缘处听到与心跳一致的咔嗒音或高调金属音。当患者出现发绀、大汗、严重气促、心动过速和低血压时应考虑存在张力性气胸。

(三)X 线表现

可对气胸及液气胸做出诊断,并可判断肺组织被压缩的程度。气胸区无肺纹理,为气体密度。少量气胸时,气胸区呈线状或带状,可见被压缩肺的边缘,呼气时显示较清楚。大量气胸时,气胸区可占据肺野的中外带,内带为压缩的肺,呈密度均匀软组织影。同侧肋间隙增宽,横膈下降,纵隔向健侧移位,对侧可见代偿性肺气肿。

第四章

心血管疾病的MR诊断

第一节　先天性心脏病

先天性心脏病是儿童最常见的心脏疾病,每年新增病例约 20 万人。长期以来,心血管造影是先天性心脏病诊断的"金标准",但存在有创性、受对比剂剂量和投照体位限制以及解剖结构的影像重叠等问题。目前,无创性影像学检查方法如超声心动图已可完成大多数较为简单的先天性心脏病的诊断。多排螺旋 CT 以及高场强 MRI 心脏专用机的出现,使先天性心脏病的诊断有了突破性进展。心脏 MRI 较之多排螺旋 CT 具有无 X 线辐射、无严重对比剂反应的优势,正在成为先天性心脏病最佳的无创性检查技术。

一、房间隔缺损

房间隔缺损(atrial septal defect,ASD)是指因胚胎期原始房间隔发育、融合、吸收异常导致的房间孔残留。发病率约占先天性心脏病的 12%～22%。

(一)临床表现与病理特征

ASD 早期可无症状,活动量也无明显变化。部分患儿发育缓慢,心慌气短,并易患呼吸道感染。青少年期逐渐形成肺动脉高压,随着肺动脉压力的逐步增高,可出现心房水平右向左分流,发展为 Eisenmenger 综合征,可出现发绀、咯血及活动后昏厥等症状。听诊于胸骨左缘 2～3 肋间可闻及 2～3 级收缩期吹风样杂音,肺动脉第二音亢进。心电图示 P 波高尖,电轴右偏。

ASD 可分为Ⅰ孔型(也可称原发孔型,属于部分型心内膜垫缺损)和Ⅱ孔型(也称继发孔型)。Ⅱ孔型 ASD 为胚胎发育第四周时,原始第一房间隔吸收过度和/或第二房间隔发育不良所导致的房间孔残留。根据发生部位可分为中央型

（缺损位于房间隔中央卵圆窝处）、下腔型（缺损位于房间隔后下方与下腔静脉相延续）、上腔型（缺损位于房间隔后上方）及混合型（常为巨大缺损），以中央型最为常见，约占 75%。由于左心房平均压 1.1～1.3 kPa(8～10 mmHg)高于右心房平均压 0.5～0.7 kPa(4～5 mmHg),ASD 时即出现房水平左向右分流,使右心房、室及肺动脉内血流量增加,右心房室因容量负荷增加而增大,肺动脉增粗。

（二）MRI 表现

MRI 表现为房间隔的连续性中断。但因房间隔结构菲薄,黑血序列或常规 SE 序列受容积效应的影响,常不能明确诊断且容易漏诊。在亮血序列横轴面或垂直于房间隔的心室长轴位（即四腔位）可明确缺损的类型及大小,是显示 ASD 的最佳体位和序列。还可在薄层（以 3～5 mm 为宜）的心脏短轴像和冠状面显示 ASD 与腔静脉的关系,并确定 ASD 大小。其他征象包括继发的右心房室增大、右心室壁增厚及主肺动脉扩张（图 4-1）。

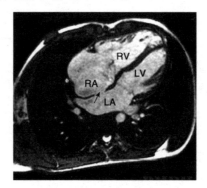

图 4-1　房间隔缺损

True FISP 亮血序列四腔心 MRI,箭头指示 RA 和 LA
之间的房间隔信号连续性中断,右心房及右心室增大

（三）鉴别诊断

本病病理改变相对简单,只要扫描层面适当,对于具备 GRE 亮血序列的高场强 MRI 设备,诊断不难。

二、室间隔缺损

室间隔缺损(ventricular septal defect,VSD)是指胚胎第 8 周,心室间隔发育不全或停滞,从而形成左、右心室间的异常交通。占先天性心脏病的 20%～25%。

（一）临床表现与病理特征

患儿发育差,心悸、气短、易感冒及易发生肺内感染。听诊于胸骨左缘 3～

4 肋间可闻及收缩期杂音,部分病例心前区可触及收缩期震颤,心电图示双室肥厚。发生肺动脉高压后,肺动脉瓣区第二心音亢进、分裂,患儿活动后口唇、指趾发绀。

VSD 分类方法较多,根据病理解剖并结合外科治疗实际,可分为 3 型。①漏斗部 VSD:可分为干下型和嵴内型。干下型位置较高,紧邻肺动脉瓣环,缺损上缘无肌组织,缺损在左心室面位于主动脉右窦下方,易合并右瓣脱垂,造成主动脉瓣关闭不全。嵴内型位于室上嵴内,与肺动脉瓣环之间有肌肉相隔。②膜周部 VSD:根据缺损累及范围可分为嵴下型、单纯膜部缺损和隔瓣后型。嵴下型缺损累及膜部和一部分室上嵴;单纯膜部缺损仅限于膜部室间隔,周边为纤维组织,缺损较小;隔瓣后型位置较嵴下型更靠后,被三尖瓣隔瓣所覆盖,又称流入道型缺损。③肌部 VSD:可位于肌部室间隔的任何部位,靠近心尖者为多,部分为多发。

正常生理状态下,右心室内压力约为左心室内压力的 1/4。VSD 时,由于存在左、右心室间巨大的压力阶差,即产生心室水平的左向右分流,致使左、右心室容量负荷增大,心腔扩大。分流所造成的肺循环血量增加使肺血管内阻力升高,血管内膜及中层增厚,使肺动脉及右心室压力逐渐升高,造成肺动脉高压。当右心室压力接近左心室压力时,心室水平即出现双向,甚至右向左为主的双向分流,患者出现发绀,即 Eisenmenger 综合征。

(二)MRI 表现

MRI 可直接显示 VSD 及其缺损大小和部位,并可对并发于不同类型 VSD 的主动脉瓣脱垂及膜部瘤等做出诊断。连续横轴面扫描是显示 VSD 大小、部位的基本体位。根据缺损类型,还可辅以其他体位,以更好地显示缺损形态,判断缺损的扩展方向。例如,隔瓣后 VSD 于四腔位显示最佳。干下型及嵴内型 VSD 若加做左心室短轴位扫描,对显示缺损最为有利,同时还应行左心室双口位电影扫描以判断是否并发主动脉瓣脱垂所造成的主动脉瓣关闭不全。而斜矢状面扫描有助于判断肺动脉根部下方有无室上嵴肌性结构的存在,是鉴别膜周部和嵴上型缺损的重要方法。此外,MRI 还可显示左、右心室腔扩大,室壁肥厚,主肺动脉扩张等间接征象(图 4-2)。

(三)鉴别诊断

绝大多数单纯 VSD 只要按上述检查方法扫描,即可定性定位诊断。但 VSD 常与其他先天性心血管畸形形成复合畸形,或者构成复杂畸形的组成部分。此时判断是单纯 VSD 还是合并其他畸形,或是复杂心血管畸形,有赖于更为全面的磁共振检查(包括 MRA)以及诊断医师对先天性心脏病的理解及经验。

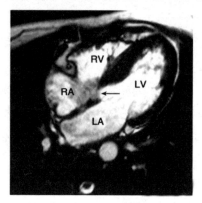

图 4-2 室间隔缺损

True FISP 亮血序列四腔心位 MRI,箭头指
示室间隔连续性中断,右心房及右心室增大

三、动脉导管未闭

动脉导管由胚胎左侧第六主动脉弓的背部发育演变而来,胎儿期为连接主动脉与肺动脉的正常血管结构。胎儿肺脏处于不张状态,肺动脉内血液经动脉导管流入主动脉完成胎儿的全身血液循环。动脉导管中层为弹力纤维结构,胎儿出生后肺膨胀肺血管床阻力下降,肺循环形成,动脉导管即开始收缩并逐渐闭锁,退化为动脉韧带。动脉导管绝大多数丁半年内闭锁,少数可延迟至一年,持续不闭锁者即为动脉导管未闭(patent ductus arteriosus,PDA)。本病可单发,也可与 VSD、三尖瓣闭锁、主动脉弓缩窄等合并发生,更为主动脉弓离断的必要组成部分。PDA 的发病率占先天性心脏病的 $12\% \sim 15\%$,男女比例约 $1:3$。

(一)临床表现与病理特征

在动脉导管管径较细,主-肺动脉间分流量少时,患儿可无明显临床症状。动脉导管管径粗,分流量大时,可出现活动后心悸、气短以及反复的呼吸道感染。大多数患儿听诊于胸骨左缘 2～3 肋间可闻及双期粗糙的连续性杂音,并可触及震颤,心电图示左心室肥厚、双室肥厚。合并肺动脉高压时杂音常不典型,甚至无杂音,但肺动脉第二音亢进明显,并可出现分界性发绀及杵状指。

动脉导管位于主动脉峡部的小弯侧与主肺动脉远端近分叉部之间。根据导管形态,一般分为 4 型。①管型:动脉导管的主动脉端与肺动脉端粗细基本相等,也可称圆柱型;②漏斗型:动脉导管的主动脉端粗大扩张,而肺动脉端逐渐移行变细,呈漏斗状,此型最为常见;③缺损型:动脉导管甚短或无长度,状如缺损,也称窗型;④动脉瘤型:此型甚为少见,动脉导管如动脉瘤样扩张膨大,考虑与动脉导管中层弹力纤维发育不良有关。

正常情况下,主动脉与肺动脉间存在着相当悬殊的压力阶差。PDA时,体循环血液将通过未闭之动脉导管持续向肺循环分流,致使左心室容量负荷增加,导致左心室肥厚扩张。长期的肺循环血流量增加将引起广泛肺小动脉的器质性改变,造成肺动脉压力进行性升高,右心室因阻力负荷增加而肥厚扩张。当肺动脉压接近甚或超过主动脉压时,将出现双向或右向左为主的双向分流,此时临床上出现发绀,往往以分界性发绀(即下肢发绀更重)更为常见。

(二)MRI 表现

黑血序列横轴面及左斜矢状面可显示主动脉峡部与左肺动脉起始部间经动脉导管直接连通。亮血序列显示动脉导管更敏感,对于细小或管状扭曲的动脉导管,可薄层(3~5 mm)扫描后逐层观察。心脏 MRI 电影可显示分流方向,并粗略估计分流量。3D CE MRA 可清晰显示动脉导管形态,明确分型,测量动脉导管主动脉端及肺动脉端的径线。此外,横轴面 MRI 还可显示左心房室增大,升主动脉、主肺动脉及左、右肺动脉扩张等间接征象(图 4-3)。

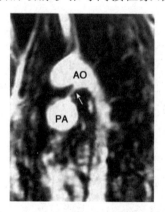

图 4-3　动脉导管未闭

CE MRA 经 MPR 斜矢状面重组图像,箭头显示主肺动

脉远端与主动脉弓降部间呈漏斗形之未闭动脉导管

(三)鉴别诊断

PDA 的 MRI 检查方法多样,综合使用可对该病做出明确诊断,不存在过多鉴别诊断问题。

四、心内膜垫缺损

心内膜垫缺损(complete endocardial cushion defect,ECD)亦称房室通道畸形,是由于胚胎期腹背侧心内膜垫融合不全,原发孔房间隔发育停顿或吸收过多和室间孔持久存在所致的一组先天性心内复杂畸形群,包括原发孔 ASD 以及室间隔膜部、二尖瓣前瓣、三尖瓣隔瓣的发育异常。发病率占先天性心脏病的0.9%~6%。

(一)临床表现与病理特征

患儿一般发育差,心悸气短,易患呼吸道感染。胸骨左缘 3~4 肋间闻及3 级收缩期杂音,可出现肺动脉瓣区第二音亢进,大部分病例心尖二尖瓣听诊区亦可闻及 3 级全收缩期杂音。心电图有较为特异性表现,多为一度房室传导阻滞,P-R 间期延长,或右束支传导阻滞。

根据病理特征,ECD 一般分为 4 型。①部分型 ECD:Ⅰ孔型 ASD 合并不同程度的房室瓣断裂,房室瓣环下移,二尖瓣和三尖瓣均直接附着在室间隔上,瓣下无 VSD;②完全型 ECD:Ⅰ孔型 ASD,房室瓣完全断裂,左右断裂的房室瓣形成前共瓣及后共瓣,前后共瓣不附着于室间隔而是形成漂浮瓣叶,以腱索与室间隔相连,瓣下有 VSD;③过渡型 ECD:介于部分型和完全型之间,房室瓣部分直接附着部分借腱索附于室间隔上,瓣下只有很小的 VSD;④心内膜垫型 VSD:包括左心室右心房通道及心内膜垫型 VSD。

ECD 是由于心内膜垫发育异常所致的一系列心内复合畸形。病理改变不同,血流动力学改变也不同。单纯Ⅰ孔型 ASD 的临床表现与Ⅱ孔型 ASD 大致相同,而完全型 ECD 则会因房室间隔缺损及共同房室瓣关闭不全造成严重的肺循环高压,进而导致心力衰竭。

(二)MRI 表现

亮血序列横轴面或四腔位 MRI 显示房间隔下部连续性中断(即Ⅰ孔型ASD),缺损无下缘,直抵房室瓣环。二尖瓣前叶下移,左心室流出道狭长。完全型 ECD 表现为十字交叉消失,左右心房室瓣环融成一体,形成一共同房室瓣,其上为Ⅰ孔型 ASD,其下为膜部 VSD。左心室-右心房通道则表现为左心室、右心房间直接相通。间接征象包括以右心房室增大为主的全心扩大、右心室壁增厚、中心肺动脉扩张等。MRI 电影显示房室瓣区异常反流信号(图 4-4)。

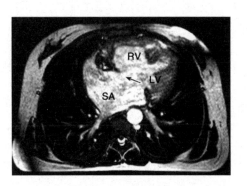

图 4-4　心内膜垫缺损(合并单心房)

True FISP 序列横轴面亮血图像,显示心脏十字交叉结构消失,房间隔缺如,左、

右心房室瓣融合为共同大瓣(该病例房间隔完全缺如,为单心房 SA)

(三)鉴别诊断

表现为单纯 Ⅰ 孔型 ASD 的部分型 ECD 应与 Ⅱ 孔型 ASD 鉴别。掌握两型
ASD 的发生部位,鉴别不难。

五、先天性肺动脉狭窄

先天性肺动脉狭窄(pulmonary stenosis,PS)甚为常见,约占先天性心脏病
的 10%~18%,居第四位。

(一)临床表现与病理特征

轻度至中度狭窄患儿,早期并无临床症状。常在体检时发现杂音进而做出
诊断。随着年龄增长可逐渐出现运动后心悸气短等症状。重度狭窄者早期即可
出现上述症状,伴卵圆孔未闭者可出现活动后发绀。听诊于胸骨左缘 2~3 肋间
肺动脉瓣听诊区可闻及收缩期喷射状杂音,可伴震颤,肺动脉第二音减弱或消
失。心电图呈右心室肥厚改变,三尖瓣关闭不全时伴右心房扩大。

PS 根据狭窄部位不同可分为 4 型。①瓣膜型狭窄:最为常见,约占先天性
心脏病的 10%。瓣膜在交界处融合成圆锥状,向肺动脉内凸出,中心为圆形或
不规则型瓣口。瓣膜增厚,瓣口处显著。瓣叶多为3个,少数为 2 个。漏斗部正
常或因肌肥厚造成继发狭窄,肺动脉主干有不同程度的狭窄后扩张。部分病例
可有瓣膜及瓣环发育不全,表现为瓣环小,瓣叶僵硬、发育不全。常合并 ASD、
VSD、PDA 等。②瓣下型狭窄:单纯瓣下型狭窄即漏斗部狭窄较为少见,可分为
隔膜型狭窄和管状狭窄。前者表现为边缘增厚的纤维内膜,常在漏斗部下方形
成纤维环或膜状狭窄;后者由右心室室上嵴及壁束肌肥厚形成,常合并心内膜纤

维硬化。③瓣上型狭窄:可累及肺动脉干、左右肺动脉及其分支,单发或多发。占先天性心脏病2%~4%。半数以上病例合并间隔缺损、PDA等其他畸形。④混合型狭窄:上述类型并存,以肺动脉瓣狭窄合并漏斗部狭窄常见。

　　肺动脉的狭窄导致右心系统排血受阻,右心室阻力负荷增大,右心室压增高,右心室肥厚。轻~中度狭窄病例通常不影响心排血量。重度狭窄心排血量下降,肺血流量减少。重症病例由于右心室压力增高,右心室肥厚,顺应性下降,继而三尖瓣关闭不全,右心房压力增高,伴有卵圆孔时即可出现心房水平右向左分流。

(二)MRI 表现

　　黑血及亮血序列轴面、斜冠状面和左前斜垂直室间隔心室短轴像可显示右心室流出道、主肺动脉、左右肺动脉主干的狭窄部位、程度和累及长度。单纯瓣膜狭窄时可见主肺动脉的狭窄后扩张。MRI电影可显示肺动脉瓣环发育情况、瓣叶数量及狭窄程度,可见与心血管造影表现相似的粘连的瓣口开放受限形成的"圆顶"征及低信号血流喷射征。CE MRA不仅可直接显示右心室流出道,测量中心肺动脉狭窄程度,还可通过重组图像逐一显示段级以上周围肺动脉狭窄,其评价肺动脉发育情况的能力已接近传统的心血管造影(图4-5)。

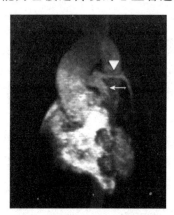

图 4-5　先天性肺动脉狭窄

CE MRA 后 MIP 重组正面观,显示肺动脉瓣环、主肺动脉及左肺动脉重度狭窄,长箭头所指为主肺动脉,短箭头所指为左肺动脉

(三)鉴别诊断

　　MRI可做出准确的分型诊断并评估病变的严重程度,还可显示并发畸形,是诊断本病最有效的无创性检查手段,一般不存在过多的鉴别诊断。

六、法洛四联症

法洛四联症(tetralogy of Fallot，TOF)是最常见的发绀，属先天性心脏病，占先天性心脏病的12%～14%。该病属于圆锥动脉干的发育畸形，为圆锥动脉干分隔、旋转异常及圆锥间隔与窦部室间隔对合不良所致。Fallot 于 1898 年首先对其病理解剖及临床特征进行了系统的阐述，故该病以其姓氏命名。

(一)临床表现与病理特征

患儿出生半年内即表现发绀，气促，喜蹲踞，好发肺内炎症。重症者活动后缺氧昏厥。查体见杵状指趾，听诊于胸骨左缘 2～4 肋间可闻及较响亮的收缩期杂音，胸前区可触及震颤，肺动脉第二音明显减弱，心电图示右心室肥厚。

TOF 包括 4 种畸形。①肺动脉狭窄：本病均有漏斗部狭窄，并以漏斗部并肺动脉瓣狭窄常见，还可出现肺动脉瓣上狭窄、主肺动脉干发育不全及左右肺动脉分叉部狭窄。漏斗部狭窄常较局限，严重者形成纤维环状漏斗口，其与肺动脉瓣间可形成大小不等的第三心室，有时漏斗部弥漫狭窄呈管状。瓣膜狭窄表现为瓣膜的融合粘连，成人患者瓣膜增厚，可有钙化及赘生物。约半数以上患者肺动脉瓣为二瓣畸形，瓣叶冗长。②高位 VSD：TOF 的 VSD 有两种类型，第一种最常见，占 90% 以上，是在圆锥动脉干发育较好，漏斗部形态完整的情况下，因胚胎发育时圆锥间隔前移与窦部室间隔对合不良所致，缺损位于室上嵴下方，为嵴下型 VSD。第二种为肺动脉圆锥的重度发育不良，造成漏斗部间隔部分缺如，形成漏斗部 VSD，缺损还可位于肺动脉瓣下，形成干下型 VSD。③主动脉骑跨：主动脉根部向前、向右方移位造成主动脉骑跨于 VSD 上方，但主动脉与二尖瓣前叶间仍存在纤维联系。骑跨一般为轻～中度，一般不超过 75%。④右心室肥厚：为 VSD 及肺动脉瓣狭窄的继发改变，肥厚程度超过左心室。卵圆孔未闭和Ⅱ孔型 ASD 是 TOF 最常见的并发畸形，发生率在 60%～90%之间。此外，约30%的患者合并右位主动脉弓及右位降主动脉，头臂动脉呈镜面型，部分病例合并永存左上腔静脉和 PDA。

本病的 VSD 一般较大，因此左右心室内压力接近。肺动脉狭窄造成的右心室排血受阻是心室水平右向左分流、体循环血氧饱和度下降及肺动脉内血流量减少等血流动力学异常的根本原因。肺动脉狭窄越重，肺血流量越少，右向左分流量越大，右心室肥厚越重。

(二)MRI 表现

横轴面和斜冠状面黑血、亮血 MRI，结合 MRI 电影可显示右心室漏斗部及肺动脉瓣,并观察肺动脉瓣环、主肺动脉及左右肺动脉起始部的发育情况。横轴面、四腔心黑血、亮血 MRI 可观察高位 VSD 的大小和部位,判断右心室壁肥厚的程度,薄层扫描可观察并存的肌部小 VSD。横轴面和心室短轴像可显示升主动脉扩张,判断主动脉骑跨程度。此外,CE MRA 重组图像可直观显示两大动脉的空间关系,包括主肺动脉,左、右肺动脉主干及分支的发育情况和狭窄程度(图 4-6)。

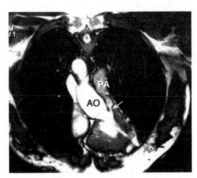

图 4-6　法洛四联症

电影 MRI 斜横轴面,显示右心室流出道、肺
动脉瓣环及瓣上重度狭窄,右心室肥厚

(三)鉴别诊断

本病主动脉骑跨程度较大时,应与经典的右心室双出口鉴别。此时应在垂直室间隔流出道的左心室长轴位(即左心室双口位)扫描亮血 MRI 或电影 MRI,以确定主动脉窦与二尖瓣前叶之间是否存在纤维连接,并以此除外法四型右心室双出口。

七、完全型大动脉错位

完全型大动脉错位(complete transposition of great arteries,TGA)是常见的发绀,属先天性心脏病之一,常引起婴幼儿早期死亡。约占先天性心脏病的 8%。

(一)临床表现与病理特征

该病以生后重度发绀、气促和早期发生心力衰竭为临床特征。生后半年几乎所有病例发生杵状指(趾)。听诊肺动脉第二音亢进,合并 VSD 的病例胸骨左缘下部可闻及收缩期杂音。心电图表现为左、右心室肥厚或双心室肥厚。

TGA 为胚胎早期圆锥部旋转和吸收异常所致的大动脉起始部畸形。其胚胎学基础是主动脉下圆锥保留,肺动脉下圆锥吸收,以及与正常方向相反的圆锥逆向旋转形成的房室连接相适应情况下(即右、左心房分别与右、左心室连接),主动脉和肺动脉分别起自形态学的右和左心室,即心室与大动脉连接不相适应。主动脉瓣及瓣下圆锥向前上方旋转移动,肺动脉瓣口后下方移动,使主动脉位于肺动脉前方。根据旋转程度不同,主动脉位于肺动脉右前方者形成右位型异位(约占60%),主动脉位于肺动脉左前方者则形成左位型异位(约占40%)。

由于 TGA 表现为心房与心室间的相适应连接,以及心室与大动脉间的不相适应连接(即接受回心体静脉血液的右心室发出主动脉,接受氧合肺静脉血的左心室发出肺动脉),所以体、肺循环形成两个相互隔绝的循环系统。因无氧合血液供应心、脑、肾等脏器,生后必然伴有体、肺循环间的分流通道,如 VSD、ASD、卵圆孔未闭及 PDA 等维持生命。因全身各器官均严重缺氧,使心排量增大,心脏负荷加重,心脏增大及心力衰竭发生较早。

根据并存畸形及临床特点,该病分为两型:①单纯 TGA:约占 1/2 左右。室间隔完整,体、肺循环借助卵圆孔未闭或 ASD、PDA 沟通。患儿低氧血症严重,大部分早期夭亡。②合并 VSD 的 TGA:VSD 大小不一,约 1/3 为小 VSD,此时体、肺循环仍主要借助卵圆孔未闭或 ASD、PDA 沟通,患者多早期夭折。大 VSD 可发生于膜周部、嵴上内或肌部室间隔(常为多发)。约 5% 合并肺动脉瓣或瓣下狭窄,还可合并肺动脉瓣和肺动脉发育不全,少数病例合并 ECD。

(二)MRI 表现

MRI 诊断的关键在于明确两大动脉的空间位置关系及其与左右心室的连接关系。MRI 可显示心内细微解剖结构,因此可依据左、右心室的形态特征判断与主、肺动脉相连接者是否为解剖学的右心室及左心室,再通过 MRI 所显示的左、右心房形态特征判断房室间是否为相适应连接,并明确房室位置关系。

心脏各房室的 MRI 判断标准如下:①右心室,肌小梁粗糙,存在肌性流出道。②左心室,肌小梁细腻光滑,无肌性流出道。③右心房,其右心耳呈基底宽大的钝三角形,梳状肌结构多且明显。④左心房,其左心耳狭长呈拇指状,形态较不规则。此外,无其他心内畸形时也可根据腔静脉与右心房连接、肺静脉与左心房相连参考判定左右心房。

黑血及亮血 MRI 标准横轴面,结合冠状面、矢状面 MRI 为基本观察层面,可以显示两大动脉与左、右心室的连接异常及相适应的房室连接,并判断主动脉瓣下的肌性流出道及肺动脉瓣与二尖瓣前叶的纤维连接。此外,四腔位可明确显示并存的房、室间隔缺损,CE MRA 可显示并存的 PDA。MRI 电影可显示缺损大小、位置、血流方向以及是否并存肺动脉狭窄,并进行心功能评价(图 4-7)。

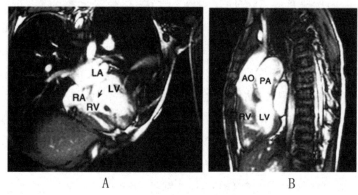

图 4-7　完全型大动脉错位

A.True FISP 亮血序列四腔心层面显示房室连接关系正常,箭头显示室间隔缺损

B.主动脉与右心室连接,位于前方,肺动脉与左心室连接,位于后方

(三)鉴别诊断

MRI 可明确诊断本病。充分显示各种解剖畸形后,一般无过多的鉴别诊断。

第二节　缺血性心脏病

缺血性心脏病是指由于冠状动脉阻塞所造成的心肌缺血、心肌梗死以及由此导致的一系列心脏形态及功能改变。心脏 MRI 可对缺血性心脏病进行全面的检查,包括形态学、局部及整体心功能评价、心肌灌注成像、心肌活性检查,正在成为一项能够全面、准确地评价缺血性心脏病的现代影像技术。

一、心肌缺血

心脏的血液供应主要由冠状动脉提供,冠状动脉各支分布供应不同的心脏节段,前降支供应左心室前壁、室间隔中段和尖段,回旋支供应左心室后壁,右冠状动脉供应右心室及左心室下壁、室间隔基底段。左心室下壁尖段由前降支和右冠状动脉双重供血,左心室侧壁尖段由回旋支和前降支双重供血。冠状动脉阻塞是心肌缺血的根本原因。严重缺血时,心肌缺氧所造成的各类致痛因子如缓激肽、前列腺素等的释放将导致心绞痛。

（一）临床表现与病理特征

临床表现为心前区可波及左肩臂、或至颈咽部的压迫或紧缩性疼痛，也可有烧灼感。其诱因常为剧烈体力活动或情绪激动，也可由寒冷、吸烟、心动过速等诱发。疼痛出现后逐步加重，一般于5分钟内随着停止诱发症状的活动或服用硝酸甘油缓解逐步消失。根据临床特征的不同，心绞痛可分为稳定型心绞痛、变异型心绞痛及不稳定型心绞痛。但无论哪种类型的心绞痛，其疼痛强度均较心肌梗死轻，持续时间较短。

心肌缺血最常见的原因是由动脉粥样硬化斑块造成的冠状动脉狭窄，这类狭窄大多分布于心外膜下的大冠状动脉。动脉硬化斑块早期由血管内皮细胞受损、平滑肌细胞增殖内移发展而来，进而发生内皮下脂质沉积、纤维结缔组织增生。斑块阻塞面积在40%以下时，基本不影响心肌灌注，一般无临床症状。随着斑块阻塞面积的加大，在冠状动脉轻至中度狭窄（阻塞面积达到50%～80%）时，静息状态下狭窄冠脉远端的阻力血管将发生不同程度的扩张以维持相当的心肌灌注，静息状态下无明显临床表现。重度的冠脉狭窄（阻塞面积90%左右）则静息时亦无法保证适当的心肌灌注，在静息时就可出现灌注异常，临床上出现静息痛。除冠状动脉粥样硬化外，心肌缺血还有以下病因：①冠状血管神经、代谢及体液调节紊乱导致的冠状动脉痉挛；②冠状动脉微血管内皮功能状态异常导致的心肌灌注下降；③冠状动脉炎症、先天发育畸形及栓子栓塞。

（二）MRI表现

心肌缺血严重（即缺血性心肌病）时，可出现心肌内广泛或局灶性纤维结缔组织增生、局部或整体心肌变薄、心腔扩大等改变。MRI可显示相应形态异常。但在大多数情况下，心肌缺血仅表现为功能性心肌灌注异常。根据缺血程度不同，MRI心肌灌注可表现为：①静息状态各段心肌灌注正常，负荷状态心内膜下心肌或全层心肌透壁性灌注减低或缺损（图4-8）；②静息状态缺血心肌灌注减低或延迟，负荷状态灌注缺损（图4-9）；③静息状态缺血心肌灌注缺损（图4-10）。灌注异常区域多数与冠脉供血区相吻合，与核素心肌灌注检查的符合率达87%～100%，与目前仍作为冠心病诊断"金标准"的X线冠状动脉造影的诊断符合率达79%～87.5%。此外，严重心肌缺血时（如长时间心肌严重缺血，心肌细胞结构完整但局部室壁减弱或消失，称心肌冬眠；短暂心肌严重缺血，心肌结构未损害但收缩功能需较长时间恢复，称心肌顿抑），MRI心脏电影可发现心室壁运动异常，平行于室间隔长轴位、垂直于室间隔长轴位及无间隔连续左心室短轴位检查可准确判断运动异常的室壁范围。

（三）鉴别诊断

心肌缺血的 MRI 检查包括形态、灌注、运动功能等诸多方面。其他心脏疾病，如扩张型心肌病也表现为心腔扩大、心室壁变薄，肥厚型心肌病也会出现室壁运动减弱，甚至小范围的心肌灌注异常，但结合临床表现和综合 MRI 检查，与心肌缺血鉴别不难。

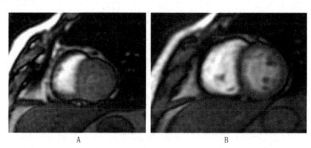

图 4-8　心脏短轴位左心室中部层面静息及负荷心肌灌注成像

A.静息灌注成像，显示心肌灌注均匀一致；B.腺苷负荷后
心肌灌注成像，显示间隔壁心肌灌注减低

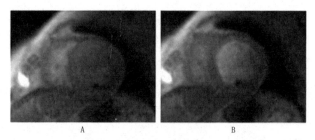

图 4-9　心脏短轴位左心室中部层面静息及负荷心肌灌注成像

A.静息灌注成像，显示下壁灌注减低；B.负荷后灌注成像，
显示该区域灌注减低更为明显，为灌注缺损表现

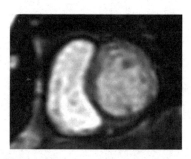

图 4-10　心脏短轴位左心室中部层面心肌灌注成像

静息时即可显示下间隔壁灌注缺损

(四)专家指点

MRI诊断心肌缺血的核心是心肌灌注成像。MRI心肌灌注的基础及相关临床研究始于20世纪80年代中期,至90年代中后期已取得相当的成绩。90年代后期MRI设备在快速梯度序列多层面成像方面取得突破,一次注射对比剂后覆盖整个左心室的多层面首过灌注成像成为可能(虽然还存在扫描间隔),使MRI心肌灌注可用于临床诊断。近年来MRI心脏专用机进入临床,提高了成像速度(可完成无间隔的心脏成像)及时间、空间分辨率,有望成为诊断心肌缺血的"金标准"。

二、心肌梗死

继发于冠状动脉粥样硬化斑块破裂及血栓形成基础上的急性冠状动脉闭塞是心肌梗死最常见的原因。

(一)临床表现与病理特征

急性心肌梗死的主要症状是持久的胸骨后剧烈疼痛。典型者为胸骨后挤压性或压榨性疼痛,往往放射至颈部或左上肢。疼痛持续15～30分钟或更长,与心绞痛比较,疼痛程度重且时间长为其特点。其他临床表现有呼吸短促、出汗、恶心、发热,白细胞计数、血清酶增高及心电图改变等。急性心肌梗死的并发症包括恶性心律失常、休克、左心室室壁瘤形成、室间隔穿孔、乳头肌断裂及心力衰竭等。病程>6周以上者为陈旧性心肌梗死,临床表现除可能继续存在的心肌缺血症状外,主要为急性心肌梗死并发症的相应表现。

当冠状动脉闭塞持续20～40分钟后,随着缺血缺氧的进一步发展,细胞膜的完整性破坏,心肌酶漏出,心肌细胞发生不可逆性的损伤,即发生梗死。8～10天后,坏死的心肌纤维逐渐被溶解,肉芽组织在梗死区边缘出现,血管和成纤维细胞继续向内生长,同时移除坏死的心肌细胞。到第6周梗死区通常已经成为牢固的结缔组织瘢痕,其间可散布未受损害的心肌纤维。心肌梗死一般首先发生在缺血区的心内膜下心肌,后逐渐向心外膜下及周边扩展。根据梗死范围,病理上分为3型。①透壁性心肌梗死:梗死范围累及心室壁全层;②心内膜下心肌梗死:仅累及心室壁心肌的内1/3层,并可波及乳头肌;严重者坏死灶扩大、融合,形成累及整个心内膜下心肌的坏死,称为环状梗死;③灶性心肌梗死:病灶较小,临床上多无异常表现,生前常难以发现;病理呈不规则分布的多发性小灶状坏死,分布常不限于某一支冠状动脉的供血范围。

(二)MRI 表现

1.心肌信号

在 SE 序列 MRI,心肌为类似骨骼肌信号强度的中等信号,有别于周围心外膜下脂肪的高信号和相邻心腔内血流呈"黑色"的低信号。急性心肌梗死时,坏死心肌及周围水肿使相应区域的 T1 及 T2 延长,在 T2WI 呈高信号。急性心梗 24 小时内即可在 T2WI 观察到信号强度增加,并可维持至第 10 天。但由于急性梗死灶周围存在水肿带,所以高信号范围大于真实的梗死区域。在亚急性期(心肌梗死发生 72 小时内)心肌信号异常范围与实际梗死区域大致相当。慢性期(梗死发生 6 周以上)由于梗死后瘢痕形成,水分含量较正常心肌组织降低,在 SE 序列呈低信号。T2WI 较 T1WI 明显。

2.心肌厚度

节段性室壁变薄是陈旧性心肌梗死的形态特征,坏死心肌吸收、纤维瘢痕形成是心肌变薄的病理基础,陈旧透壁性心肌梗死后室壁变薄更明显。前降支阻塞可造成左心室前、侧壁和/或前间壁变薄,右冠状动脉阻塞则造成左心室后壁和/或下壁变薄。MRI 可直接显示心肌组织,心外膜面和心内膜面边界清晰,可精确测量心肌变薄。电影 MRI 通过测量室壁厚度判断存在心肌梗死的标准为:病变区域室壁厚度小于或等于同一层面正常心肌节段室壁厚度的 65%;判断透壁性心肌梗死的标准为:病变区域舒张末期室壁厚度>5.5 mm。

3.室壁运动功能改变

电影 MRI 是评价心脏整体及局部舒缩功能的最佳影像技术。通过无间隔连续左心室短轴位、平行于室间隔左心室长轴位及垂直于室间隔左心室长轴位电影 MRI,可精确评价急性及慢性心肌梗死的一系列功能变化,如整体或局部室壁运动状态、收缩期室壁增厚率、EF 值、心腔容积等。

4.心肌灌注成像

可显示心肌梗死后的组织坏死或瘢痕形成所致的灌注减低及缺损。由于急性心肌梗死时常存在心肌的再灌注,灌注检查可无异常表现。因此,单纯心肌灌注成像无法准确诊断急性梗死心肌。

5.对比增强延迟扫描心肌活性检查

心肌梗死区域表现为高信号。MRI 的高空间分辨率,使其可精确显示梗死透壁程度。后者分为以下 3 种类型:①透壁强化:表现为全层心肌高信号,多为均匀强化;②非透壁强化:为心内膜下心肌或心内膜下至中层心肌区域强化,而心外膜下至中层或心外膜下心肌信号正常(存活心肌);③混合性强化:同一心肌段内透壁和非透壁强化并存。

如果在大面积延迟强化区域内观察到信号减低区,就需与存活心肌鉴别。病理研究表明,这一位于延迟强化区域中心或紧贴心内膜下,被称为"无再灌注区"或"无复流区"的信号减低区,为继发于心肌梗死的严重微血管损伤,毛细血管内存在大量的红细胞、中性粒细胞及坏死心肌细胞,阻塞与充填使对比剂不能或晚于周围结构进入这一区域。它并非存活心肌,而是重度的不可恢复的心肌坏死。其与存活心肌的影像鉴别要点如下:①"无再灌注区"周围常有高强化区环绕且常位于心内膜下,在连续的短轴像可以观察这一征象;②在首过心肌灌注成像中,这一区域没有首过强化;③在上述表现不明显,仍难与存活心肌鉴别时,可在延长延迟时间后再次扫描,如延迟至30~40分钟。此时由于组织间隙的渗透作用,"无再灌注区"将出现强度不等的延迟强化。

6.并发症MRI

(1)室壁瘤:分为假性室壁瘤和真性室壁瘤。前者常发生于左心室下壁及后壁,为透壁性梗死心肌穿孔后周围心包等包裹形成,瘤口径线小于瘤体直径为其主要特征,电影MRI可见瘤体通过一瘤颈与左心室腔相通,瘤内可见血流信号;后者为梗死心肌几乎完全被纤维瘢痕组织替代,丧失收缩能力,在心室收缩期和/或舒张期均向心腔轮廓外膨出,常位于前壁及心尖附近,瘤壁菲薄(可至1 mm),瘤口径线大于瘤体直径。电影MRI显示左心室腔局部室壁明显变薄,收缩期矛盾运动,或收缩期及舒张期均突出于左心室轮廓外的宽基底囊状结构。

(2)左心室附壁血栓:为附着于心室壁或充填于室壁瘤内的团片样充盈缺损(GRE序列)。SE序列血栓的信号强度随血栓形成的时间(即血栓的年龄)而异,亚急性血栓T1WI常表现为中等至高信号,T2WI呈高信号,而慢性血栓在T1WI和T2WI均呈低信号。

(3)室间隔穿孔:表现为肌部室间隔连续性中断,以横轴面及四腔位显示清晰,电影MRI可见心室水平异常血流信号。

(4)乳头肌断裂:平行于室间隔长轴位或垂直于室间隔长轴位电影MRI可显示继发于乳头肌断裂的二尖瓣关闭不全所致左心房反流信号。

(5)心功能不全:连续短轴像结合长轴位电影MRI可评价继发于心肌梗死的左心室局部及整体运动功能异常,测量各种心功能指数。

第三节 心 肌 病

心肌病是一类伴有特定的形态、功能、电生理等方面改变的心肌疾病。1980 年世界卫生组织及国际心脏病学会联合会心肌病定义分类委员会将心肌病定义为"原因不明的心肌疾病",并将其分为扩张型、肥厚型及限制型 3 类。

一、扩张型心肌病

扩张型心肌病在心肌病中发病率最高,多见于 40 岁以下中青年,临床症状缺乏特异性。

(一)临床表现与病理特征

起病初期部分病例可有心悸气短,但大多数病例早期表现隐匿且发展缓慢。随着病程发展,临床表现为心脏收缩能力下降所致的充血性心力衰竭,各类心律失常,以及心腔内血栓引起的体动脉栓塞。听诊一般无病理性杂音。心电图可显示双侧心室肥厚、各类传导阻滞及异常 Q 波等。

病理改变为心室腔扩大,主要累及左心室,有时累及双侧心室。室壁通常正常,部分病例可出现与心腔扩张不相匹配的室壁增厚。心室肌小梁肥大,肉柱呈多层交织、隐窝深陷,常见附壁血栓。心腔扩大显著者,可造成房室瓣环扩大,导致房室瓣关闭不全。心肌细胞萎缩与代偿性心肌细胞肥大并存,可见小灶性液化性心肌溶解,或散在小灶性心肌细胞坏死,以及不同程度的间质纤维化。总体而言病理所见缺少特异性。

(二)MRI 表现

1.心肌信号变化

本病于 SE 序列 T1WI、T2WI 心肌多表现为较均匀等信号,少数病例 T2WI 可呈混杂信号。心腔内附壁血栓在 T2WI 多呈高信号。

2.心腔形态改变

以电影 MRI 短轴位及心腔长轴位观察,一般心室横径增大较长径明显;仅有左心室腔扩大者为左心室型,室间隔呈弧形凸向右心室;仅有右心室扩大者为右心室型,室间隔呈弧形凸向左心室;左、右心室均扩大者为双室型。

3.心室壁改变

部分病例早期受累心腔心室壁可稍增厚,晚期则变薄或室壁厚薄不均,左心室的肌小梁粗大。

4.心脏功能改变

电影 MRI 显示左心室或双侧心室的心肌收缩功能普遍下降,收缩期室壁增厚率减低,呈弥漫性改变,EF 值多在 50％以下(图 4-11)。

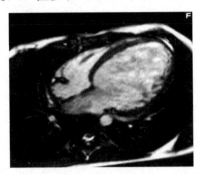

图 4-11 扩张型心肌病

True FISP 亮血序列四腔心层面见左心室腔扩大,左心室游离壁肌小梁肥厚

(三)鉴别诊断

本病有时需与晚期缺血性心脏病(心腔扩大时)相鉴别。缺血性心脏病有长期慢性的冠心病病史。在形态学方面,冠心病陈旧心肌梗死多呈节段性室壁变薄,病变区域左心室肌小梁稀少、心肌内壁光滑;而扩张型心肌病的室壁厚度改变广泛均一,左心室心肌小梁肥厚。

二、肥厚型心肌病

肥厚型心肌病好发于青壮年,心肌肥厚是其主要病变形态。病因可能与遗传有关。约半数患者为家族性发病,属常染色体显性遗传。

(一)临床表现与病理特征

男女发病率无明显差别。早期症状主要为心慌、气短,缺少特征。相当数量病例无症状或症状轻微,常在体检时发现。晚期可发生心力衰竭、晕厥甚至猝死。心前区可闻及收缩期杂音并可触及震颤。心电图表现为左心室肥厚(部分表现为双室肥厚)、传导阻滞等。

心肌肥厚可以累及心室任何区域,但以左心室的肌部室间隔最为常见,非对称性室间隔肥厚(即室间隔向左心室腔凸出明显,室间隔与左心室后壁厚度比≥1.5)为该病的特征性表现。功能改变为舒张期肥厚心肌的顺应性降低,收缩功能正常甚至增强。基底部和中部室间隔肥厚引起左心室流出道梗阻,根据压力阶差可分为梗阻性与非梗阻性肥厚型心肌病。病理改变包括心肌细胞肥大、变性、间质结缔组织增生等。有时见心肌细胞错综排列(细胞间联结紊乱、重叠、迂曲、交错和异常分支),正常的心肌细胞排列消失。心肌壁内小冠状动脉可发生管腔变窄、管壁肥厚等。

(二)MRI 表现

MRI 征象包括以下几种。

1.心肌信号变化

在 SE 序列 T1WI、T2WI 肥厚心肌一般呈等信号,与正常心肌相同。有时,肥厚心肌在 T2WI 呈混杂信号,提示病变区域缺血纤维化。

2.心室壁肥厚

可累及两侧心室的任何部位,但以室间隔最常见,还可累及左心室游离壁、心尖、乳头肌等。病变部位心肌显著肥厚,常超过15 mm。测量室壁厚度应在短轴像心室舒张末期进行。本病几乎不累及左心室后壁,故以肥厚心肌/左心室后壁厚度≥1.5 为诊断标准,其特异性达 94%。

3.心腔形态改变

以垂直于室间隔长轴位及双口位(左心室流入道和流出道位于同一层面)和短轴位电影 MRI 观察,左心室腔窄小,室间隔肥厚时心室腔呈"倒锥形",心尖肥厚时心室腔呈"铲形"。

4.心脏功能改变

病变部位肥厚心肌的收缩期增厚率减低,而正常部位收缩期增厚率正常或增强。心脏整体收缩功能正常或增强,EF 值多正常或增加。晚期心功能不全时,EF 值下降。室间隔部的肥厚心肌向左心室流出道凸出可造成左心室流出道梗阻,此时于双口位电影 MRI 可见收缩期二尖瓣前叶向室间隔的前向运动,即超声心动图检查中的"SAM 征",进一步加重流出道梗阻。收缩期于左心室流出道至主动脉腔内可见条带状低信号喷射血流,左心房内可见由二尖瓣反流引起的反流低信号。

5.心肌灌注及心肌活性检查

病变部位心肌纤维化并常伴局部小冠状动脉损害,可造成负荷心肌灌注减低,提示心肌缺血。心肌活性检查时,部分病变部位可出现点片状高信号,反映灶性纤维化(图 4-12)。

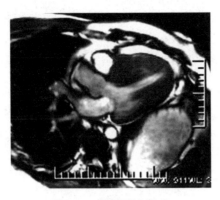

图 4-12　肥厚型心肌病

电影 MRI 双口层面见室间隔肥厚并向左心室流出道突出

(三)鉴别诊断

本病需与高血压性心脏病引起的心肌肥厚相鉴别。高血压性心脏病的左心室肥厚均匀,无左心室流出道狭窄,无二尖瓣反向运动,收缩期室壁增厚率正常,不难鉴别。

三、限制型心肌病

限制型心肌病国内相当少见。因心肌顺应性降低,两侧心室或某一心室舒张期容积减小,致心室充盈功能受限。根据受累心室不同可分为右心室型、左心室型以及双室型,以右心室型最常见。

(一)临床表现与病理特征

轻者常无临床症状。右心房压升高时出现全身水肿、颈静脉怒张、肝淤血及腹水等右心功能不全的症状。左心房压升高时出现左心功能不全表现。有时表现为心悸、胸痛及栓塞症等。心电图表现无特征性,最常见异常 Q 波,心房颤动等心房异常。

病理表现缺乏特异性。可有病变区域结缔组织和弹力纤维增生,心肌细胞肥大,错综排列,心内膜增厚等。由于心室舒张功能受限及心室容积减少,心室舒张末期压力升高,进而导致受累心室心功能不全,甚至全心衰。

(二)MRI 表现

MRI 征象包括以下几种。

1.右心室型

黑血及亮血 MRI 显示横轴面右心室流入道缩短、变形,心尖部闭塞或圆隆,流出道扩张;心室壁厚薄不均,以心内膜增厚为主;心内膜面凹凸不平;右心房明显扩大,上、下腔静脉扩张;电影 MRI 可见三尖瓣反流及右心室室壁运动幅度减低;SE 序列 MRI 常可见心包积液和/或胸腔积液。

2.左心室型

表现为以心内膜增厚为主的心室壁不均匀增厚,左心室腔变形,心尖圆钝;心内膜面凹凸不平,有钙化时可见极低信号;左心房明显扩大;电影 MRI 可见二尖瓣反流。

3.双心室型

兼有上述两者的征象,一般右心室征象更明显(图 4-13)。

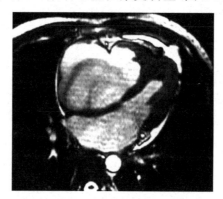

图 4-13　限制型心肌病

True FISP 亮血序列显示右心室心尖
部闭塞并室壁增厚,心内膜面凹凸不平

(三)鉴别诊断

该病有时需与缩窄性心包炎、先天性心脏病三尖瓣下移畸形相鉴别。缩窄性心包炎时,MRI 显示心包局限或广泛性增厚。限制型心肌病可见特征性的心尖变形、闭塞及心室壁不均匀增厚,与其他疾病鉴别不难。

第四节　胸主动脉疾病

胸主动脉疾病并不少见,且逐年增多。这与人口老龄化,医学影像技术进步和临床医师对本病的认识提高有关。主要疾病包括主动脉夹层、胸主动脉瘤、主动脉壁间血肿、穿透性动脉硬化溃疡、胸主动脉外伤等。现就临床较为常见的前两种疾病加以讨论。

一、主动脉夹层

主动脉夹层(AD)是一类病情凶险、进展快、病死率高的急性胸主动脉疾病，其死亡率及进展风险随着时间的推移而逐步降低。急性 AD 指最初的临床症状出现 2 周以内，而慢性 AD 指症状出现 2 周或 2 周以上。国外报道，未经治疗的急性 Stanford A 型 AD，最初 48～72 小时期间每小时的死亡率为 1%～2%，即发病 2～3 天内死亡率约 50%，2 周内死亡 80%。

(一)临床表现与病理特征

胸部背部剧烈疼痛且无法缓解是急性 AD 最常见的初发症状，心电图无ST-T 改变。疼痛多位于胸部的正前后方，呈刺痛、撕裂痛或刀割样疼痛。常突然发作，很少放射到颈、肩及左上肢，这与冠心病心绞痛不同。患者常因剧痛出现休克貌，但血压不低或升高。部分患者疼痛不显著，可能与起病缓慢有关。随着病情发展，部分患者出现低血压，为心脏压塞、急性重度主动脉瓣反流、夹层破裂所致。大约 38% 的患者两上肢血压及脉搏不一致，此为夹层累及或压迫无名动脉及左锁骨下动脉所造成的"假性低血压"。胸部 AD 体征无特征性，累及升主动脉时可闻及主动脉瓣关闭不全杂音，主动脉弓部分支血管受累可致相应动脉搏动减弱或消失，夹层破入心包腔引起心脏压塞时听诊闻及心包摩擦音。此外，AD 累及冠状动脉引发急性心肌梗死，夹层破裂入胸腔或内膜撕裂后主动脉壁通透性改变可造成单侧或双侧胸腔积液，累及肾动脉可造成血尿、无尿和急性肾衰竭，累及腹腔动脉、肠系膜上下动脉时出现急腹症及肠坏死。

典型 AD 始发于主动脉内膜和中层撕裂，主动脉腔内血液在脉压驱动下，经内膜撕裂口穿透病变中层，分离中层并形成夹层。由于管腔内压力不断推动，分离在主动脉壁内推进不同的长度。广泛者可自升主动脉至腹主动脉分叉部，并累及主动脉各分支血管，甚至闭塞分支血管。典型夹层为顺向分离，即自近端内膜撕裂口处向主动脉远端扩展，但有时从内膜撕裂口逆向进展。

主动脉壁分离层之间充盈血液，形成一个假腔，出现所谓"双腔主动脉"。剪切力导致内膜片(分离主动脉壁的内层部分)进一步撕裂，形成内膜再破口或出口。血液的持续充盈使假腔进一步扩张，内膜片则突入真腔，真腔可受压变窄或塌陷。内膜撕裂口多发生在主动脉内壁流体动力学压力最大处，即升主动脉(窦上数厘米处)外右侧壁，或降主动脉近端(左锁骨下动脉开口以远)动脉韧带处。

少数发生在腹主动脉等处。

高血压和马方综合征是 AD 的主要诱因。有一组 74 例 AD 患者中,有高血压病史者44 例(占59.5%)、马方综合征者 9 例(占 12.2%)。胸主动脉粥样硬化性病变是否为 AD 的诱因,目前存在争议。国外一组17 例AD 患者中,11 例高血压者均有广泛而严重的主动脉粥样硬化。在这组 74 例 AD 患者中,16 例有粥样硬化改变,其中 13 例有高血压病史,3 例血压正常但均为高龄患者(67～78 岁)。先天性心血管疾病,如主动脉瓣二叶畸形和主动脉缩窄,妊娠期内分泌变化等也与 AD 发生有关。

AD 主要有两种分型。Debakey 分型根据原发内破口起源位置及夹层累及范围:Debakey Ⅰ型,破口位于升主动脉,夹层范围广泛;Debakey Ⅱ型,破口位于升主动脉,夹层范围局限于升主动脉;Debakey Ⅲ型,升主动脉未受累,破口位于左锁骨下动脉远端,其中,夹层范围局限者为Ⅲ甲,广泛者为Ⅲ乙(图 4-14)。Stanford 分型仅依赖病变累及范围:凡夹层累及升主动脉者均为 A 型,余者为B 型。

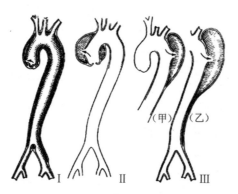

图 4-14 胸主动脉夹层 Debakey 分型模式图

(二)MRI 表现

1.内膜片

是 AD 的直接征象,在 MRI 呈线状结构,将主动脉分隔为真腔和假腔;内膜片沿主动脉长轴方向延伸,于横轴面显示清晰,与主动脉腔信号相比可呈低信号或高信号。

2.真腔和假腔

形成"双腔主动脉",是 AD 的另一直接征象;通常真腔小,假腔大;在升主动脉,假腔常位于右侧(即真腔外侧);在降主动脉,常位于左侧(同样是真腔外侧);

在主动脉弓部,常位于真腔前上方;内膜片螺旋状撕裂时,假腔可位于任何方位;假腔可呈多种形态,如半月形、三角形、环形和多腔形;根据 MRI 序列和血流速度不同,真假腔的信号强度可以相同,亦可不同。

3.内膜破口和再破口

在黑血和亮血 MRI 表现为内膜连续性中断;MRI 电影可见破口处血流往返,或假腔内血流信号喷射征象;CE MRA 显示破口优于亮血与黑血序列。

4.主要分支血管受累

直接征象为内膜片延伸至血管开口或管腔内,引起受累血管狭窄和闭塞,间接征象为脏器或组织缺血、梗死或灌注减低;MPR 是观察分支血管受累的最佳方法。

5.并发症和并存疾病

MRI 可显示主动脉瓣关闭不全、左心功能不全、心包积液、胸腔积液、主动脉破裂或假性动脉瘤,以及假腔血栓形成等异常(图 4-15)。

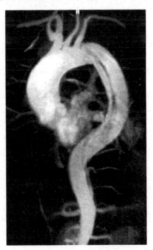

图 4-15　胸主动脉夹层 Debakey Ⅲ型

CE MRA 后 MIP 斜矢状面重组图像,主动脉自弓降
部以远增宽,呈双腔主动脉,内膜片呈螺旋状撕裂

(三)鉴别诊断

综合运用各项 MRI 技术,可清晰显示该病的直接征象、间接征象及各类并发症,做出准确的定性诊断及分型诊断,不存在过多的鉴别诊断问题。

二、胸主动脉瘤

胸主动脉瘤是指局限性或弥漫性胸主动脉扩张,其管径大于正常主动脉

1.5 倍或以上。按病理解剖和瘤壁的组织结构分为真性和假性动脉瘤。前者是由于血管壁中层弹力纤维变性、失去原有坚韧性，形成局部薄弱区，在动脉内压力作用下，主动脉壁全层扩张或局限性向外膨突；后者是指因主动脉壁破裂或内膜及中层破裂，造成出血或外膜局限性向外膨突，瘤壁由血管周围结缔组织、血栓或血管外膜构成，常有狭窄的瘤颈。

(一)临床表现与病理特征

本病临床表现变化差异较大且复杂多样，主要取决于动脉瘤大小、部位、病因、压迫周围组织器官的程度及并发症。轻者无任何症状和体征。有时胸背部疼痛，可为持续性和阵发性的隐痛、闷胀痛或酸痛。突发性撕裂或刀割样疼痛类似于 AD 病变，常提示动脉瘤破裂，病程凶险。动脉瘤压迫周围结构可出现气短、咳嗽、呼吸困难、肺炎和咯血等呼吸道症状，也可有声音嘶哑、吞咽困难、呕血和胸壁静脉曲张。胸部体表可见搏动性膨突以及收缩期震颤，可闻及血管性杂音。如病变累及主动脉瓣，可有主动脉瓣关闭不全、左心功能不全的表现。

病因可分为动脉粥样硬化性、感染性、创伤性、先天性、大动脉炎性、梅毒性、马方综合征和白塞病等，以粥样硬化性主动脉瘤最常见。任何主动脉瘤均有进展、增大的自然过程，破裂是其最终后果。瘤体愈大，张力愈大，破裂可能愈大。主动脉瘤倍增时间缩短或形状改变，是破裂前的重要变化。

(二)MRI 表现

(1)在 SE 序列，横轴面和冠状面 MRI 显示胸主动脉呈囊状或梭囊状扩张的低信号，以及动脉瘤内血栓、瘤壁增厚及瘤周出血。脂肪抑制 MRI 有助于区别脂肪组织与血肿或粥样硬化增厚。矢状面或斜矢状面可确定瘤体部位及累及范围。

(2)亮血与黑血序列 MRI 的优点是成像速度快，图像分辨率和对比度高，伪影少。

(3)对 CE MRA 原始图像重组，可形成 MIP 和 MPR 图像。MIP 类似于传统 X 线血管造影，可显示主动脉瘤形态、范围、动脉瘤与主要分支血管的关系。MPR 可多角度连续单层面显示主动脉瘤详细特征，包括瘤腔形态、瘤腔内血栓、瘤壁特征、瘤周出血或血肿、瘤周软组织结构，以及瘤腔与近端和远端主动脉及受累分支血管的关系(图 4-16)。

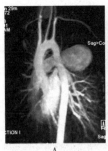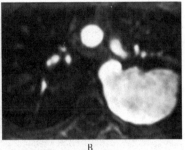

图 4-16 胸主动脉假性动脉瘤

CE MRA 后左前斜 MIP(A 图)及横轴面 MPR 重组图像
(B 图),降主动脉后部可见巨大假性动脉瘤

(三)鉴别诊断

MRI 与多排螺旋 CT 同是显示胸主动脉瘤的无创性影像技术,诊断该病极为准确,不存在过多鉴别诊断问题。

第五章

肝脏疾病的MR诊断

第一节 肝脏肿块

因可疑的或已知的肝脏肿块接受 MRI 检查和诊断的患者逐年增多。在 MRI 检查中,可以观察到一些特定类型的肝脏肿块,并以此对其分类。MRI 检查的主要目的是评估:①肝脏异常改变的数量和大小;②异常改变的部位与肝血管的关系;③病变的性质,即鉴别良恶性;④病变的起源,如原发与继发。

人们还不知道良性肝脏肿块的确切患病率,可能超过 20%。有研究显示,在那些已知恶性肿瘤的患者中,CT 显示<15 mm 的肝脏病灶中超过 80% 是良性的。随着多排螺旋 CT 和薄层准直器的应用,更多的肝脏病灶将被发现。为了了解病灶的特征,需要其他的成像方法进行印证,如 MRI。

良性病变与转移瘤和原发恶性病变的鉴别诊断非常重要。一些恶性肿瘤,如乳腺、胰腺以及结直肠恶性肿瘤易于转移到肝脏。结直肠癌常转移到肝脏,死者中超过 50% 可能有肝脏转移。另外,在结直肠癌肝转移的患者中,仅 10%～25% 适合外科手术切除。5 年生存率如下:孤立结直肠癌肝转移切除术高达 38%,不做任何治疗 5 年生存率不到 1%;剩余 75%～90% 的结直肠癌肝转移者不适合做外科手术。欣慰的是,一些新的放化疗手段已经比较成熟。人群中硬化性肝癌的发病率为 1%～2%,积极治疗可使 5 年生存率高达 75%,未经治疗者 5 年生存率不足 5%。

一、非实性肝脏肿块

(一)肝囊肿

1.临床表现与病理特征

肝囊肿是常见的疾病,分为单房(95%)和多房。肝囊肿的发病机制尚不清楚,有先天性和后天性假说。病理上肝囊肿内壁衬以单层立方柱状上皮,被覆上皮依附于潜在的纤维间质。

2.MRI 表现

MRI 时,囊肿在 T_1WI 上呈低信号,在 T_2WI 上呈高信号,并且在长回波时间(>120 毫秒)的 T_2WI 仍保持高信号强度。在钆对比剂增强扫描时,囊肿不强化。延迟增强扫描(超过 5 分钟)有助于鉴别诊断囊肿与乏血供逐渐增强的转移瘤(图 5-1)。

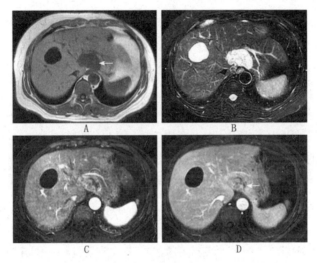

图 5-1 典型肝囊肿

A.轴面 T_1WI,肝右叶圆形低信号,边缘锐利,第二个病灶(箭)在肝左叶外侧段主动脉前方,为稍低信号的转移瘤;B.轴面脂肪抑制 FSE T_2WI,囊肿呈高信号且边缘锐利,左叶转移瘤为稍高信号;C.T_1WI 薄层(4 mm)动态增强扫描动脉期,肝囊肿未见强化,边缘锐利,左叶转移瘤呈现厚薄不均的环状强化;D.延迟期显示肝囊肿仍无强化,转移瘤呈现不均匀强化,容易鉴别

钆对比剂增强 MRI 诊断囊肿优于 CT 图像,囊肿几乎没有 MR 信号,而囊肿在增强 CT 图像呈低密度。单脉冲屏气 T_2WI(如单次激发 FES 序列)显示囊肿非常有效。在病灶比较小,且已知患者患有原发恶性肿瘤时肝脏 MRI 检查价值更大,可鉴别囊肿、转移瘤与原发肿瘤。出血性囊肿或含蛋白质囊肿可能在 T_1WI 呈高信号,T_2WI 呈低信号,但增强扫描表现与单纯囊肿相同。否则应被视为复杂囊肿或囊性恶性肿瘤。

3.鉴别诊断

(1)MRI 有较高的软组织分辨率和独特的成像技术,容易鉴别囊肿、转移瘤与原发肿瘤。有些囊性病变（如出血性囊肿或含蛋白质囊肿）可能在 T_1WI 呈高信号，T_2WI 呈低信号，但增强扫描表现与单纯囊肿相同，鉴别诊断不难。

（2）当囊肿的 T_2WI 信号和增强扫描信号不典型时，应考虑复杂囊肿或囊性恶性肿瘤可能，囊壁无强化是单纯囊肿的特点。

（二）胆管错构瘤

1.临床表现与病理特征

胆管错构瘤是良性胆管畸形，被认为是肝脏纤维息肉类疾病的一种，是由导管板畸形引起，这是胆管错构瘤共同的本质。估计出现在大约 3% 的人群中。胆管错构瘤由嵌入的纤维间质和胆管组成，包含少量血管通道。胆管狭窄与扩张并存、不规则并且分叉状。一些管腔内含有浓缩胆汁。肿瘤可能是单发，也可能是多发。肿瘤多发时呈弥漫分布。

2.MRI 表现

在 MRI 和 MRCP，胆管错构瘤单个病灶较小，直径通常 <1 cm，容易辨认。由于含有较多的液性成分，这些病灶在 T_1WI 呈低信号，T_2WI 呈高信号，边界清楚。在重 T_2WI，病灶信号可进一步增高，接近脑脊液信号。在 MRCP，病灶呈现肝区多发高信号小囊病变，散在分布，与引流胆汁的胆管树无交通，较大的肝内胆管和肝外胆管无发育异常。在钆增强扫描的早期及延迟期几乎不强化。这些表现与单纯囊肿相似，但胆管错构瘤在钆增强早期及延迟期扫描中出现薄壁（图 5-2）。胆管错构瘤的环形薄壁强化与组织病理学上病灶边缘受压的肝实质有关。相反，转移瘤边缘的环形增强在组织病理学上反映了肿块最外层血管形成的部分。

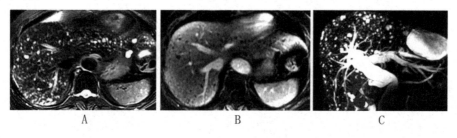

图 5-2　胆管错构瘤

A.脂肪抑制 T_2WI 显示肝区多发高信号囊灶，肝右叶病灶更明显，一些
　病灶呈粗细不匀管状，肝左叶直径 5 cm 大囊性病变为单纯肝囊肿；
B.钆对比剂增强扫描延迟期，部分病灶周边出现稍高信号薄壁强化；
C.MRCP 显示病灶弥漫分布于肝实质内和肝叶边缘，外形呈圆形、卵圆
　形或不规则管形，胆囊已切，胆囊管残留，肝总管直径 14 mm

3.鉴别诊断

(1)单纯肝囊肿:鉴别要点是胆道错构瘤在钆增强早期及延迟期扫描中可出现薄壁。

(2)肝脓肿和肝转移瘤:有时不易鉴别。应结合临床病史分析,或追随病灶的大小变化。

(3)肝胆管囊腺瘤:囊壁上常可见结节,病灶较大;囊内出血时,T_1WI可见明显高于纯黏液或胆汁成分的高信号;T_2WI瘤内分隔呈低信号。

二、实性肝脏肿块

(一)肝转移瘤

肝转移瘤是较常见的肝脏恶性肿瘤,表现为孤立或多发的结节状病灶,较少出现相互融合。病变可伴有中央坏死和液化。乳腺癌、胰腺癌、结直肠恶性肿瘤喜好转移至肝脏。MRI检查可以检出病变,并显示灶性病变的特征。

以结直肠转移瘤为例介绍如下。

1.临床表现与病理特征

结直肠癌与其他类型的癌不同,出现远处转移不影响根治疗法。结直肠癌肝转移患者中,10%～25%有机会做外科切除手术;剩余75%～90%的患者不适合手术切除,可进行放疗、化疗和射频消融等微创治疗。大约25%的结直肠癌肝转移患者没有其他部位的远处转移。MRI序列组合、相控阵线圈、组织特异性对比剂等的应用使其诊断能力远超CT。

2.MRI表现

大部分结直肠癌转移瘤的MRI表现具有典型征象(图5-3)。病变在T_1WI呈低信号,肿瘤内部解剖不易观察。在压脂T_2WI,转移瘤呈中等高信号强度(通常与脾比较)。在T_2WI,中等大小到巨大结直肠癌转移瘤的内部解剖结构呈环形靶征,具体表现如下:①病灶中央因为凝固坏死信号最高;②病灶外带因为成纤维反应表现为较低的信号,成纤维反应促进了肿瘤细胞带生长,而且形成肿瘤基质;③病灶最外层为稍高信号,是由含有较多血管和较少结缔组织所组成的致密肿瘤组织。最外层厚仅几毫米,为转移瘤的生长边缘。病灶周围可有受压的肝组织及水肿。在钆对比剂动态增强扫描中,大部分结直肠癌转移瘤在动脉期呈不规则的、连续的、环形强化。这种环形强化显示肿瘤的生长边缘,与血管瘤不连续的、结节状强化不同。在门静脉期及延迟期扫描,转移瘤常显示外带的流出效应和中央的逐渐强化。较大病灶可出现菜花样强化。小的转移瘤中央多缺乏凝固性坏死和液性信号。

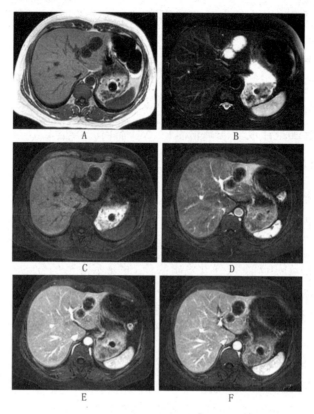

图 5-3　结直肠癌肝转移

A.轴面屏气 FSPGR,肝左叶转移瘤呈低信号,边界清楚;B.轴面脂肪抑制 FSE T_2WI
显示外带中度高信号,中央液性高信号的靶环样结构;C.轴面 T_1WI 平扫,转移瘤呈
低信号;D.动态增强扫描动脉期,转移瘤显示连续的不规则环形强化,这种强化模式
提示转移瘤病灶外带或外围生长带血供丰富;E、F.延迟扫描显示对比剂缓慢向病灶
内填充,这种强化模式提示病灶中央血供少,对比剂需要更多的时间才能填充

　　结直肠癌和胰腺导管癌的转移瘤在病灶周围和节段性强化方面有所不同。
典型结肠癌的周边强化是环周的,具有不确定性,而胰腺导管癌常是边界清楚的
楔形强化。显微镜下观察发现,肝脏转移瘤的周围组织成分变化多样,由受压的
肝实质、结缔组织增生、炎性浸润等构成。

　　3.鉴别诊断

　　(1)少数血供丰富的转移瘤和存在瘤内坏死时,T_2WI 可呈明显的高信号,
与肝血管瘤 T_2WI 表现相似。增强扫描尤其是动态加上延迟扫描有助于鉴别肝
转移瘤、肝血管瘤和肝癌。临床有无炎症反应、甲胎蛋白是否升高以及短期追随

病变变化有助于鉴别肝脓肿和肝癌。

（2）与肉芽肿性疾病鉴别时，应仔细询问病史，也可抗感染后短期随诊，观察其影像表现的变化。利用重 T_2WI，可鉴别小的转移瘤与肝内小囊性病灶。

（二）肝结节

肝实质的多种病变可导致肝炎、肝纤维化、甚至肝硬化。硬化的肝脏包含再生结节，也可包含发育不良性结节和原发性肝癌。

1.临床表现与病理特征

除局灶性结节增生（focal nodular hyperplasia，FNH）发生于肝脏损害之前外，肝脏结节多发生于肝脏损害之后。肝脏损害可能由以下几个因素造成：①地方病，在非洲和亚洲，黄曲霉产生的黄曲霉素是导致肝癌的重要原因；②代谢性或遗传性疾病，如血色素病、肝豆状核变性、α_1-抗胰蛋白酶缺乏；③饮食、肥胖、糖尿病（2 型）、乙醇中毒肝脏的脂肪浸润（脂肪变性）、脂肪性肝炎和肝硬化；④病毒，如乙肝病毒和丙肝病毒引起的病毒性肝炎。

1995 年后，一种改良的肝结节分类命名法将肝结节分为两类：再生性病变和发育不良性或肿瘤性病变。再生结节由肝细胞和起支撑作用的间质局灶性增生而成。再生性病变包括再生结节、硬化性结节、叶或段的超常增生、FNH。发育不良性或肿瘤性病变是由组织学上异常生长的肝细胞形成。一些假设的或已被证明的基因改变导致肝细胞异常生长。这些病变包括腺瘤样增生、巨大再生结节、结节性增生、发育不良性结节或肿瘤性结节、肝细胞癌等。发育不良性病变的相关名词繁多而复杂，使不少研究结果之间无法比较。最近文献统一命名为发育不良性结节，是指发生于有肝硬化或无肝硬化背景下的肝内肿瘤性病变。

2.MRI 表现

（1）再生结节：再生结节是在肝硬化基础上肝组织局灶性增生而形成的肝实质小岛。大部分结节直径在 0.3～1.0 cm。在 MRI 上，再生结节在 T_1WI 和 T_2WI 多呈等或高信号；有些结节在 T_1WI 呈稍高信号，在 T_2WI 呈低信号。T_2WI 低信号可能与含铁血黄素沉着，或周围的纤维间隔有关。含铁血黄素能有效缩短 T_2，降低 T_2 信号，使再生结节呈低信号；纤维间隔则由于炎性反应或血管扩张，使其含水量增加而形成小环形或网状高信号，而使再生结节呈相对低信号。在钆对比剂动态增强扫描时，动脉期再生结节不强化（图 5-4）。

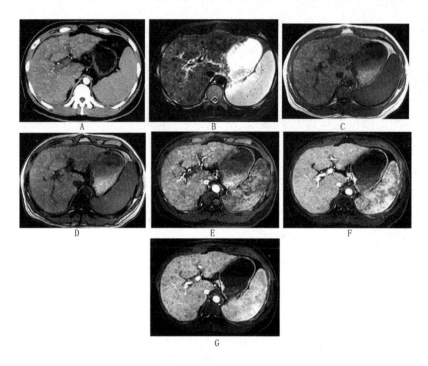

图 5-4　肝再生结节

A.CT 增强扫描动脉期见肝实质多发结节影；B.轴面 T_2WI，多发肝硬化结节呈低信号，大部分结节周围环绕高信号分隔；C、D.梯度回波序列同反相位图像显示肝内多发高信号结节，肝脏外形不规则，第Ⅲ和Ⅳ肝段萎缩导致肝裂增宽，脾脏增大提示门静脉高压；E、F.轴面二维梯度回波序列动态增强扫描 T_1WI，动脉期显示结节未强化；G.延迟扫描显示典型肝硬化改变，分隔强化

　　有些再生结节因含有铁离子，在 T_1WI 和 T_2WI 呈低信号。这些含铁结节在 T_2 序列上呈现磁敏感效应，发生肝细胞癌的危险性较不含铁结节高。

　　(2)发育不良性结节：发育不良性结节是一种较再生结节大的结节，直径常 >1.0 cm，无真正包膜，被认为是一种癌前病变，可见于 $15\%\sim25\%$ 的肝硬化患者中。组织学上，低度发育不良性结节含有肝细胞，无细胞异型性或细胞结节，但大量细胞发育不良，轻度异常。而高度发育不良性结节有局灶或广泛结构异常，有细胞异型性。

　　发育不良性结节在 T_1WI 呈高或等信号，在 T_2WI 呈等或低信号，这两种信号结合被认为是发育不良性结节的特征性表现(图 5-5)。发育不良性结节的 MR 信号特征与小肝细胞癌(<2.0 cm)部分重叠或相似。两者均可表现为 T_1WI 高信号，T_2WI 低信号。在 T_2WI 呈稍高信号为肝细胞癌的特征性表现。

发育不良性结节与肝细胞癌的区别在于其在 T_2WI 几乎不呈高信号,也无真正包膜。

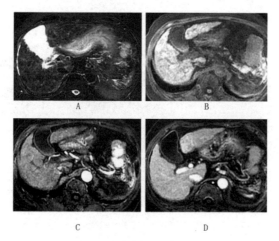

图 5-5　发育不良性结节

A.脂肪抑制 FSE T_2WI,肝右叶见多发低信号结节,肝硬化背景,脾切除病史;B.LAVA 蒙片为高信号和等信号;C、D.钆增强 LAVA 扫描动脉期和延迟期结节均为等信号

发育不良性结节中含有肝细胞癌结节灶时,其倍增时间<3 个月。当癌灶仅在显微镜下可见时,无论在活体或离体组织标本上,MRI 常难以显示。当癌灶增大时,MRI 出现典型的"结中结"征象,即在 T_2WI 低信号结节中出现灶性高信号。有时在慢性门脉纤维化时亦可出现假性"结中结"征。因此,一旦发现"结中结"征象,即使血液检查或细胞学穿刺检查呈阴性,也应及时治疗或追踪观察。

此外,肝硬化再生结节和良性退变结节中含有 Kupffer 细胞,能吞噬超顺磁性氧化铁 Feridex(SPIO)。SPIO 缩短 T_2,使结节在 T_2WI 呈低信号。而肝细胞癌无 Kupffer 细胞,或其吞噬功能降低,在 T_2WI 呈高信号。由此,肝硬化再生结节和良性退变结节可与肝细胞癌鉴别。

根据病灶体积和细胞密度逐渐增大情况,可对肝细胞癌分级:依序是再生结节、发育不良性结节、小肝癌和大肝癌(图 5-6)。根据这种途径,再生结节中局部肝细胞突变、增多,形成小灶状小肝癌,再生长为大肝癌。肿瘤血管生成对原发性肝细胞癌的生长很重要,也有利于早期影像检出。

3.鉴别诊断

肝硬化再生结节在 MRI 上能较好地与肝细胞癌鉴别,但较难与发育不良性结节鉴别。在 T_2WI,发育不良性结节不呈高信号,而肝细胞癌可呈高信号,以此区别两者不难。此外，良性发育不良性结节在菲立磁增强的 T_2WI 呈低信号。大部分高级别发育不良性结节（如前面提到的腺瘤样增生）和分化较好的小肝癌，在 T_1WI 可呈高信号。

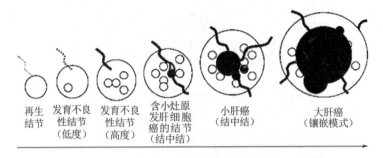

再生结节　发育不良性结节（低度）　发育不良性结节（高度）　含小灶原发肝细胞癌的结节（结中结）　小肝癌（结中结）　大肝癌（镶嵌模式）

图 5-6　肝癌逐渐形成过程示意图

图中包括结节大小、细胞构成、血管生成等因素；肝脏存在潜在的疾病，如肝炎、肝纤维化、肝硬化；原发性肝癌的形成过程是再生结节到发育不良性结节到肝癌的渐进发展过程，在这个过程中肿瘤血管生成（图中曲线）起重要作用

（三）FNH

FNH 是一种肝脏少见的良性占位病变。病因不明，无恶变倾向及并发症。影像表现虽有特征，但缺乏特异性。临床确诊率不高。

1.临床表现与病理特征

FNH 主要发生于育龄期女性，偶见于男性和儿童。常在影像检查时意外发现，大部分不需要治疗。但需要与其他的肝内局限性病变鉴别，如原发性肝细胞癌、肝细胞腺瘤和富血供转移瘤。

FNH 呈分叶状，好发于肝包膜下，虽无包膜但边界清楚。大体病理的特异性表现是中央有放射状的隔膜样瘢痕。这些瘢痕将病灶分为多个异常肝细胞结节，周围环绕正常肝细胞。中央瘢痕含有厚壁肝动脉血管，给病灶提供丰富的动脉血。直径>3.0 cm 的 FNH 均有典型的中央瘢痕。组织学上，典型 FNH 的特征是出现异常的结节、畸形的血管和胆小管的增生。非典型 FNH 常缺少异常结节和畸形血管中的一项，但往往会有胆小管增生。Kupffer 细胞依然存在。超过 20% 的 FNH 含有脂肪。

2.MRI 表现

FNH 在 T_1WI 呈略低信号，T_2WI 呈略高信号。有时在 T_1WI 和 T_2WI 均呈等信号。不像肝腺瘤，FNH 的信号强度在 T_1WI 很少高于肝脏。中央瘢痕在

T_2WI常呈高信号。在 Gd-DTPA 增强扫描时,动脉期 FNH 呈明显同步强化,中央瘢痕和放射状间隔呈延迟强化(图 5-7)。强化模式以"快进慢出"为特点,与肝癌的"快进快出"不同,其中以动脉期瘢痕显著均匀强化为特征。经门脉期至延迟期,信号仍等于或略高于肝实质,中央瘢痕明显强化。动脉期病灶中央或周边出现明显增粗迂曲的血管(供血动脉)亦是 FNH 的特征,但并不多见。特异性对比剂,如 SPIO 和锰剂分别作用于 Kupffer 细胞和肝细胞,可证实病灶的肝细胞起源。Kupffer 细胞摄取 SPIO 后,病灶和正常肝实质在 T_2WI 和 T_2WI 呈低信号;中央瘢痕呈相对高信号。MRI 诊断 FNH 的敏感性(70%)和特异性(98%)高于 B 超和 CT。

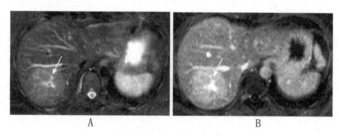

图 5-7　FNH

A.轴面 T_2WI 显示稍高信号病灶,高信号中央有瘢痕
和分隔(箭);B.二维梯度回波增强扫描轴面 T_1WI 静脉
期显示病灶均匀强化,中央瘢痕延迟明显强化(箭)

FNH 的非典型表现有:动脉期强化不显著而低于肝实质;动脉期出现动脉-门脉、动脉-静脉分流;门脉期及延迟期呈低信号和/或中央瘢痕不强化;中央瘢痕不显示;延迟期出现包膜样强化。不典型征象导致术前确诊率不高。

3.鉴别诊断

表现不典型的 FNH 需与原发性肝癌、肝血管瘤(<3.0 cm)以及肝腺瘤鉴别。判断良恶性最关键。FNH 存在 Kupffer 细胞,有吞噬胶体的功能,所以核素标记胶体肝脏显像可用于鉴别 FNH、肝腺瘤和肝癌。[18]FDG PET 是肿瘤阳性显像,肿瘤病变因高代谢而表现异常放射性浓聚。FNH 的肝细胞无异型性,[18]FDG PET 显像时无异常放射性浓聚。但高分化肝癌的[18]FDG PET 显像也往往表现为阴性,鉴别两者需要借助于[11]C-乙酸肝脏显像。

(四)肝细胞腺瘤

肝细胞腺瘤是一种良性新生物,好发于有口服避孕药史的年轻女性。偶见于应用雄激素或促同化激素的男性,或有淀粉沉积疾病的患者。

1.临床表现与病理特征

通常无临床症状,肝功能正常。大病灶常出现疼痛和出血。肝细胞腺瘤由类似于正常肝细胞的细胞团所组成。与 FNH 不同,肝细胞腺瘤缺少中央瘢痕和放射状分隔。出血和坏死常导致疼痛。有人认为肝细胞腺瘤是癌前病变,有潜在的恶性。大的腺瘤(>5 cm)首选外科手术治疗。

70%～80%的肝腺瘤为单发。组织学见肿瘤由良性可分泌胆汁的肝细胞组成,排列成片状,内含丰富的脂肪和糖原。瘤内有胆汁淤积及局灶出血、坏死,有时可压迫周围肝组织形成假包膜,也可有薄的纤维包膜。周围的肝实质也可脂肪变。肿瘤由肝动脉供血,血供丰富。可有 Kupffer 细胞,但数量常少于正常肝实质。腺瘤中没有胆管和门管结构。

2.MRI 表现

在 T_1WI 和 T_2WI,典型的腺瘤与周围肝实质信号差别不明显。病灶在 T_1WI 呈中等低信号至中等高信号,T_2WI 呈中等高信号。动态增强扫描时,动脉期即早期强化,呈均匀强化(强化程度常弱于典型 FNH);在门脉期强化减退,呈等信号;延迟期与肝脏信号几乎相等。在脂肪抑制 T_1WI 和 T_2WI,腺瘤与肝脏相比可呈高信号。腺瘤在 T_1WI 呈高信号,部分原因为含有脂肪。在脂肪抑制 T_2WI,在较严重的脂肪肝,肝脏信号的压低较腺瘤明显,使腺瘤呈高信号。瘤内出血时,T_1WI 和 T_2WI 呈高、低混杂信号(图 5-8)。

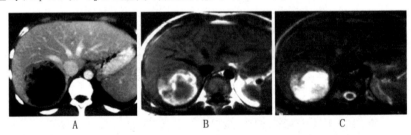

| A | B | C |

图 5-8　肝细胞腺瘤

A.CT 增强扫描门静脉期肿块边缘少许强化,中央大部为低密度,无明确出血表现;
B.T_1WI,肿块内见散在高信号,提示瘤内出血;C.T_2WI,肿块呈不均匀混杂信号

有时,在腺瘤边缘显示完整或不完整的假包膜,通常较薄,在 T_1WI 呈低信号。在 T_2WI,假包膜较肝细胞癌的真性纤维包膜信号高。

(五)肝细胞癌

肝细胞癌(hepato cellular carcinoma,HCC)是由肝细胞分化而来的恶性新生物。

1.临床表现与病理特征

早期常无症状。小肝癌的定义为肿瘤直径＜2 cm。在病理学上,鉴别小肝癌和高级别不典型增生的标准尚无明确的界定。偏向于恶性的所见包括:①细胞核明显的异型性;②高的核浆比例,2倍于正常的细胞核密度;③3倍或更高的细胞浓度,有大量无伴随动脉;④中等数量的核分裂象;⑤间质或门脉系统受侵袭。很多小肝癌和不典型增生在组织学上无法鉴别。

2.MRI 表现

相对于正常肝实质,小肝癌病灶在 T_2WI 呈小片高信号或略高信号,T_1WI信号多变,可为等信号、低信号或高信号。钆对比剂动态增强扫描时,动脉期明显强化(不均匀或均匀),门脉期和延迟期呈流出效应(图 5-9)。有时出现结中结征象,特别在铁质沉着的增生结节中发生的点状小肝癌。

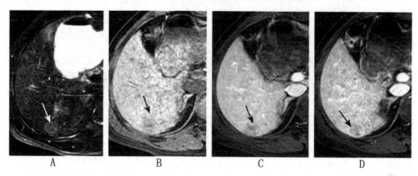

图 5-9 小肝癌

A.轴面 T_2WI 显示肝右叶后下段稍高信号结节(箭);B.轴面二维梯度回波增强扫描 T_1WI 动脉期显示结节不均匀强化;C.门静脉期显示肝内结节强化;D.延迟期显示肿瘤 周围包膜强化(箭);随访患者 7 个月后,肿物增大至 9.6 cm

大肝癌(直径＞2 cm)可能出现附加的特征,如镶嵌征、肿瘤包膜、卫星灶、包膜外浸润、血管侵犯、淋巴结和远处转移等肝外播散。

镶嵌征是由薄层间隔和肿瘤内坏死组织分隔的小结节融合形成。这种表现很可能反映肝细胞癌的组织病理学特点和增殖模式。＞2 cm 的肝癌 88％出现镶嵌征。有镶嵌征的病灶在 T_1WI 和 T_2WI 信号多变,在动态增强扫描动脉期和延迟期呈不均匀强化(图5-10)。

肿瘤包膜是(大)肝细胞癌的一个特点,见于 60％～82％的病例。有报道72例肝细胞癌中,56 例在组织学上出现肿瘤包膜,75％肿瘤包膜病灶＞2 cm。随着瘤体增大,肿瘤包膜逐渐变厚。肿瘤包膜在 T_1WI 和 T_2WI 呈低信号。肿瘤包膜外侵犯指形成局部放射状或紧贴病灶的卫星灶,见于 43％～77％肝细胞癌。

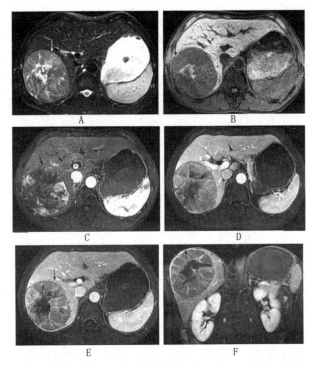

图 5-10　大肝癌

A.轴面 T_2WI 显示病灶大部分为高信号,局部为低信号,病灶边缘为低
信号肿瘤包膜(箭),T_2WI 低信号提示由纤维组织构成,与良性病变的
假包膜不同;B.梯度回波 T_1WI 显示大的圆形病灶,大部分呈低信号,病
灶边缘为低信号肿瘤包膜(箭);C.梯度回波轴面 T_1WI 动脉期显示整个
病灶明显不均匀强化,呈镶嵌样改变(箭);D、E、F.轴面和冠状面 T_1WI
延迟期扫描,肿瘤强化呈流出效应,肿瘤包膜强化(箭),中央无强化

门静脉和肝静脉血管侵犯也常见。在梯度回波序列 T_1WI 和流动补偿 FSE
T_2WI 表现为流空消失,动态增强扫描 T_1WI 表现为动脉期异常强化,晚期呈充
盈缺损。

不合并肝硬化的肝细胞癌:在西方社会,超过 40% 的肝癌患者无肝硬化。
而在东南亚地区,地方性病毒性肝炎多发,仅 10% 的肝细胞癌患者无肝硬化。
但不合并肝硬化和其他潜在肝病的肝细胞癌患者,确诊时常已是晚期。病灶较
大,肿瘤直径的中位数是 8.8 cm,常单发并有中央瘢痕(图 5-11)。这些患者更适
合外科手术,且预后较好。

3.鉴别诊断

不合并肝硬化的肝细胞癌应与腺瘤、FNH、肝内胆管癌、纤维板层型癌和高

血供转移瘤鉴别。合并肝硬化的肝细胞癌需与所谓的"肝脏早期强化病灶"（EHLs）鉴别。

（1）肝内胆管癌：占胆管癌的10%，表现为大的团块，伴肝内胆管扩张，脐凹征（肿瘤被膜收缩形成），强化模式与巨大结直肠转移瘤和肝细胞癌有部分重叠。也可出现肝细胞癌和肝内胆管癌的混合型病灶，影像表现与肝细胞癌不易鉴别。

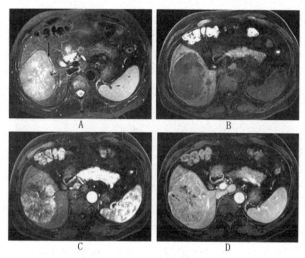

图 5-11　非肝硬化肝癌

A.轴面 FSE 序列 T_2WI 显示肝内巨大病灶,病灶大部分呈条索状中高信号,中心呈高信号,由厚的肿瘤包膜包绕(箭);B.二维梯度回波轴面 T_1WI 肿瘤呈低信号;C.轴面 T_1WI 增强扫描动脉期,病灶明显不均匀强化;D.延迟期,病灶强化呈流出效应,而肿瘤包膜明显强化;本例肝脏轮廓光滑,肝实质强化均匀,脾脏不大;病灶切除后病理证实为纤维板层肝细胞癌

（2）纤维板层型肝癌：与常规肝细胞癌的临床表现和病理存在差别，故被认为是一种单独病变。组织学上，瘤体较大，由排列成层状、束状、柱状的巨大嗜酸性细胞、多边形赘生性细胞、平行层状排列的纤维分隔组成。在 T_1WI 呈低信号，T_2WI 呈高信号，强化不均匀。中央的纤维瘢痕在 T_1WI 和 T_2WI 均呈低信号。

（3）FNH：中央瘢痕在 T_2WI 多为高信号，但仅依据中央瘢痕在 T_1WI 和 T_2WI 的表现不足以判断肿瘤的良、恶性。少数肝癌也见纤维瘢痕，并可因炎症而在 T_2WI 呈高信号。

（4）EHLs：多数呈圆形或椭圆形，也可呈楔形、地图形或三角形。这类病灶应除外高级别发育不良性结节和小肝癌。无间隔生长的小 EHLs 表现类似血管分流和假性病灶。

（5）Budd-Chiari 综合征的结节多发，在动脉期明显均匀强化，在晚期几乎与周围肝实质等信号。

第二节　肝脏弥漫性病变

MRI 能够评价肝脏的正常解剖或变异。静脉注射对比剂扫描能提供血流灌注和异常组织血供来源、血管大小与数量、血管壁完整性等更多信息。MRI 也是不断发展的解剖和分子影像工具，是一种有可能实现非侵袭性病理目标的技术。

常规 MRI 检查由 FSE T_2WI 或单次激发 T_2WI、屏气 T_1WI 以及钆对比剂多期增强扫描组成。T_1WI 同、反相位图像可以评估肝内脂肪和铁的含量。钆对比剂增强 T_1WI 动脉期图像，对显示急性肝炎非常重要，静脉期和平衡期则可证实急性肝炎或纤维化，发现扭曲的异常血管。在肝硬化患者，钆对比剂增强扫描对于再生结节、发育不良性结节和肝细胞癌的检出和定性非常重要。

肝脏弥漫性病变包括脂肪代谢异常疾病、铁沉积疾病、灌注异常导致的肝炎与纤维化、血管闭塞导致的梗死或出血等。根据病灶分布和 MR 信号强弱，可将其分为 4 种类型：均匀型、节段型、结节型和血管周围型。现分述如下。

一、均匀型弥漫病变

均匀型弥漫病变包括肝细胞本身及网状内皮系统的病变。肝实质信号在 T_1WI 或 T_2WI 表现为均匀增高或均匀降低。

（一）铁沉积病

铁元素通过两种机制沉积于肝脏：即通过正常的代谢螯合机制沉积在肝细胞内，或通过网状内皮系统的 Kupffer 细胞吞噬作用，沉积在网状内皮细胞内。原发性血色素病是一种相对常见的遗传性疾病，因不适当的调节使小肠摄取铁过多，导致全身铁沉积。85%～95% 的遗传性血色素病患者纯合子发生点突变（282 位密码子的酪氨酸突变为胱氨酸）。继发性血色素病的铁沉积机制不同于原发性血色素病，是由于网状内皮系统吸收衰老或异常的红细胞增加，导致血红素中的铁被过多吸收。与原发性血色素病相比，继发性血色素病的典型表现是胰腺不沉积铁。血色素病的临床意义是很多患者发展为肝硬化,约25%的患者发展为肝细胞癌。这个过程可由肝脏MRI评价。

　　MRI对肝内铁浓度敏感。铁有顺磁性,影响T_2和T_2^*弛豫,导致单次激发屏气T_2WI和屏气SPGR序列T_1WI信号减低。在SPGR序列和SE序列测量T_2和T_2^*值,可定量研究肝内铁含量。在轴面T_2WI,扫描野肝脏、脾脏和腰大肌可在同一层面显示,肝脏MRI信号强度通常在低信号肌肉和高信号脾脏之间。在铁沉积超负荷者,肝脏信号可与骨骼肌相同或低于骨骼肌。GRE序列T_2WI对磁敏感效应更敏感。肝脏铁浓度增加时,在T_1WI肝实质信号通常降低。较长回波时间(TE=4.4毫秒)的肝脏信号低于较短回波时间(TE=2.2毫秒)的肝脏信号(图5-12)。在继发性铁沉积超负荷时,脾脏信号同样变暗。骨髓信号异常也可发生,如骨髓纤维化。正常骨髓脂肪的高信号被低信号的增生骨髓细胞和硬化取代。

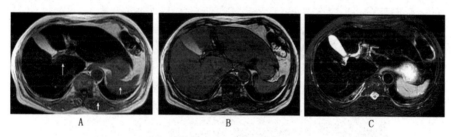

图5-12　铁沉积疾病

女,78岁,营养性巨幼红细胞性贫血,有反复输血史;A.GRE序列同相位,肝脏信号(大箭)均匀降低,低于脾信号(小箭)和竖脊肌信号(小箭);B.GRE序列反相位,肝脏信号高于同相位肝脏信号;C.脂肪抑制T_2WI,肝脏信号低于脾信号和竖脊肌信号,脾信号正常

(二)脂肪肝

　　肝细胞内脂肪聚集是继发于多种病因的肝功能损害。非乙醇性脂肪肝由炎症反应引起,患者无酗酒史,无肥胖、糖尿病、高脂血症及神经性厌食。该病有时与急性肝衰竭相关,少数发展为肝硬化。肝组织学表现为弥漫性脂肪浸润、肝实质炎症伴纤维化和Mallory小体。肝内脂肪沉积可是弥漫性、弥漫性与局灶性并存或局灶性。MRI能够检出肝内脂肪异常聚集,比较SPGR序列同相位与反相位图像的肝脏信号,就能发现异常脂肪信号。在T_1WI,肝脏信号均匀增高。在脂肪抑制图像,信号均匀降低。炎性病理改变并不影响MRI表现。

　　常规SE序列和GRE序列不能区别水与脂肪的质子共振频率,诊断脂肪肝较难。通过脂肪饱和MRI技术检测脂肪成像时间长,扫描层数少,对磁场、射频场不均匀较敏感。GRE 化学位移 MRI 利用 Dixon 的相位位移原理抑制脂肪,结合快速成像技术,实现水和脂肪质子信号相互叠加或抵消,获得水和脂肪的同相位和反相位图像。同相位的效果是水和脂肪信号之和,而反相位的效果是两者信号之差。对比两者,反相位序列脂肪的信号强度减低。与脂肪饱和成像技术比较,GRE 化学位移技术可更有效显示混有脂肪和水组织导致的信号强度减低,更适合检测脂肪肝的脂肪含量。脾脏没有脂肪沉积,因此可作为反相位肝脏信号减低的参照。铁沉积也可改变脾脏信号。所以,肾脏和骨骼肌的信号能更可靠地评估肝脏信号在同、反相位的改变。

对脂肪肝鼠模型研究发现,当肝组织脂肪含量超过 18% 时,同、反相位的信号强度差值随着脂肪含量的增加而增加。临床研究证实脂肪肝在 MRI 反相位的信号强度较同相位明显下降。肝脂肪变 MRI 指标与病理活检脂肪变分级成正相关($r=0.84$),脂肪含量>20%者可明确诊断。但是,脂肪饱和 SE 图像较 GRE 反相位图像对肝脂肪定量,尤其是肝硬化患者的脂肪定量更准确(图 5-13)。

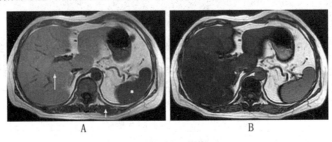

图 5-13　肝脏弥漫性脂肪浸润

A.梯度回波序列同相位,肝脏信号(白箭)高于脾脏(星号)和肌肉(白箭);B.梯度回波序列反相位,与同相位图像相比,肝脏信号弥漫性减低,低于脾脏和肌肉信号,而正常肝脏信号应介于脾脏和肌肉之间

MRS 检查为精确量化脂肪肝提供了广阔前景。活体 1H-MRS 检测到的最强信号是水和脂肪的信号,因此,可用于对水和脂肪量化测定。MRS 诊断脂肪肝的敏感度为 100%,特异度为 83%,准确度为 86%。MRS 脂水比值随着肝脂肪变程度的增加而增高。健康志愿者、1 级、2 级、3 级非乙醇性脂肪肝患者的脂水比值依次为 0.11 ± 0.06、4.3 ± 2.9、13.0 ± 1.7、35.0 ± 5.0。也可利用 DWI 的 ADC 值量化研究肝脏病变。脂肪肝的 ADC 值是$(1.37\pm0.32)\times10^3\ mm^2/s$,与肝硬化等疾病的 ADC 值不同($P<0.05$)。

二、节段型弥漫病变

节段型弥漫病变包括节段型脂肪肝、亚急性肝炎和局灶性纤维化融合。

（一）脂肪肝

节段型脂肪肝的特点是脂肪浸润呈节段分布，与肝灌注有关。肝细胞脂肪变出现在糖尿病、肥胖、营养过剩、肝移植、酗酒及化学中毒的患者。典型的局灶型脂肪聚集发生在镰状韧带、胆囊窝或下腔静脉旁（图 5-14）。SE 序列 T_1WI上，由于节段脂肪浸润，肝脏局部区域信号轻度增高。GRE 化学位移同相位像上，正常肝实质和脂肪浸润区的信号相似，反相位像显示病变区的信号强度减低。用脂肪抑制技术观察脂肪浸润引起的低信号最有效。

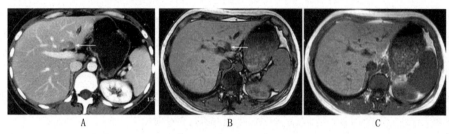

图 5-14 肝脏局灶性脂肪浸润

A.增强 CT 示肝左叶内侧段近胆囊窝处 2 cm 大小的稍低密度影，边界不清（箭）；B.同一患者 MRI 扫描反相位图像，近肝门部可见 1 cm 大小的低信号区（箭）；C.同相位图像，相应部位呈等信号；MRI 动态增强扫描时局部有轻度强化，脂肪抑制 T_2WI 显示该部位信号与肝实质信号相同（未展示）

（二）急性和亚急性肝炎

肝脏炎性疾病由许多病因引起，包括原发性、药物性、病毒性、乙醇性以及结石造成的胆管阻塞。肝损害严重时，肝实质信号在 T_1WI 减低，在 T_2WI 增高。另外，节段性肝萎缩可表现为轻度信号异常。

MRI 检查是了解急性肝炎的方法之一，但应用经验不多。最敏感的序列是屏气 GRE 钆对比剂动态增强扫描动脉期成像（图 5-15）。动脉期扫描时间的精确性决定其对轻度急性肝炎的敏感性。在门静脉填满而肝静脉未填充对比剂时，能显示肝脏不规则强化。这种异常强化具有标志性，可保持到静脉期和延迟期，并随病情加重而加重，随病情缓解而缓解。对于大多数患者，最佳动脉期扫描时间是在肘前静脉给药后 18～22 秒，注射速度 2 mL/s，20 mL 生理盐水冲洗。目前没有其他影像技术对急性肝炎更敏感。MRI 是唯一可评价轻度肝炎的影像方法。

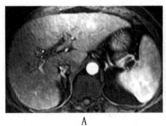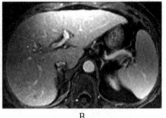

图 5-15　急性病毒性肝炎

A.SPGR 增强扫描 20 秒动脉期显示肝动脉灌注区域不规则斑片状强化；

B.60 秒门静脉期显示不规则强化斑片与周围组织融合,肝实质强化趋于均匀

急性肝炎时肝实质不均匀强化的机制不明。动脉期相对高信号的区域可能代表异常。门静脉炎性改变可能降低门脉肝内分支的压力,导致相应节段的肝动脉优先供血。炎症也可能改变血管的调节作用,使血管扩张,相应区域的肝动脉血流增加。对比剂动态增强 MRI 有独特的优势,所显示包括血流动力学在内的病理生理学改变是病理组织学检查难以完全揭示的。

(三)放射后肝纤维化

当放疗的视野包含肝脏时,就有发生放射后纤维化的危险。急性期伴随炎症和水肿,慢性期病变包括纤维化和组织萎缩。影像特点是异常的肝脏信号沿着外照射轮廓分布,而不是按照解剖叶段分布。急性期 T_2WI 信号升高,T_1WI 信号降低。钆对比剂扫描时动脉期强化,延迟期扫描时强化持续或强化更明显。门静脉分支对放射性纤维化、萎缩和闭塞更敏感,导致受累肝组织肝动脉优先供血。肝静脉也优先受累,导致钆对比剂流出延迟。此外,由于纤维化组织血管通透性增加,组织间隙内钆对比剂也增多。这两种因素促成延迟期明显强化。

三、结节型弥漫病变

结节型弥漫病变的特征为肝内出现多发的结节状异常信号灶,包括肝硬化、Willson 病、肝结节病和巴德-吉(基)亚利综合征等疾病。

(一)病毒感染后肝硬化

肝硬化是肝细胞反复损害所致的一种慢性反应,以再生和纤维化为特征。常见病因有酗酒及乙型、丙型肝炎病毒感染。肝细胞再生形成满布肝内的结节。

伴随肝硬化的纤维化病变的 MRI 特征是在延迟扫描时逐步强化。这是钆对比剂由血管内进入纤维化区域的细胞间隙所致。肝硬化的典型强化模式为由

细网状和粗线状纤维带勾画出再生结节的轮廓(图 5-16)。如果出现活动性肝炎,纤维组织带发生水肿,并在 T_2WI 呈高信号;肝组织在动脉期多呈不规则斑片状不均匀强化。门静脉扩张和食管胃底静脉丛曲张提示门脉高压症。

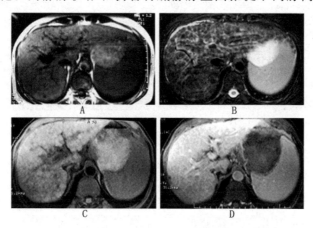

图 5-16　肝硬化小再生结节

A.肝脏 SE T_1WI,肝内见散在高信号结节;B.脂肪抑制 FSE T_2WI,肝内见
散在低信号结节,并见不规则线状、网格状高信号带弥漫分布;C.梯度回波
屏气扫描 T_1WI,肝脏信号明显不均匀;D.动态增强扫描延迟期显示肝内渐
进性强化的粗条和细网格状结构,很多直径 3～4 mm 的小结节轻度强化

　　再生结节发生在肝硬化基础上,内含相对更多的肝实质,主要由门脉系统供血。这些结节直径常<1 cm,在门脉期达到强化高峰。再生结节聚集铁,在 GRE T_1WI 和单次激发脂肪饱和 FSE T_2WI 呈低信号,在钆对比剂增强扫描时轻度强化。

　　发育不良性结节是癌前病变,其发育不良有逐渐升级可能性,最终发展成肝细胞癌。典型的发育不良性结节>再生结节,几周或几个月后会增大。发育不良性结节的 MRI 表现与肝细胞癌重叠,也会轻度升高 T_1WI 信号和降低 T_2WI 信号。肝细胞癌的特点是 T_2WI 信号增高、标志性的动脉期快进快出强化、静脉期及平衡期边缘强化、直径常>3 cm。高级别发育不良性结节与肝细胞癌的重叠率可能更高,且有快速转变为肝细胞癌的潜力(图 5-17)。

　　(二)Willson 病

　　发病机制为铜经胆排泌减少,导致铜在肝脏、大脑、角膜蓄积中毒。铜在肝内门脉周围区域及肝血窦周围沉积,引起炎性反应与肝硬化。铜在肝细胞内与蛋白质结合,故无顺磁性效应。Willson 病最常见的表现是肝硬化。因再生结内铁沉积,T_2WI 表现为全肝小结节影,弥漫分布,信号强度与病毒感染所致肝硬化相似。

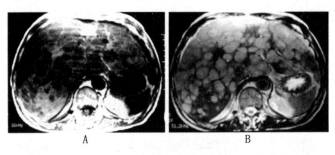

图 5-17 结节型弥漫性肝癌

A.T_1WI 显示肝大,肝内多发低信号结节;B.轴面 T_2WI 显示肝内高信号结节,弥漫分布

(三)结节病

结节病为一种常见的系统性肉芽肿病变。偶见于肝、脾和膈下淋巴结。周边纤维化的非干酪性上皮样肉芽肿发生于门脉及其周围区域。肝大、脾大,伴有或不伴有大量微小结节。在 T_2WI 结节信号低于肝实质,注射 Gd-DTPA 后强化。

(四)巴德-吉(基)亚利综合征(BCS)

巴德-吉(基)亚利综合征是一种由于肝静脉或下腔静脉阻塞导致的临床综合征。临床表现无特征性,但有潜在致命性。原发的巴德-吉(基)亚利综合征由急性肝静脉血栓形成。现在,巴德-吉(基)亚利综合征被用来描述任何形式的病理为肝静脉或下腔静脉血栓形成的疾病。肝静脉内血栓形成常源于高凝状态,多发生于女性,特别在妊娠、产后状态、狼疮、败血症、红细胞增多症、新生物如肝细胞癌的基础之上。

肝静脉流出受阻导致充血和局部缺血。时间过长导致萎缩和纤维化,形成肝弥漫性再生结节(nodular regenerative hyperplasia,NRH)。未累及肝叶代偿性肥大。尾叶的血液直接汇入下腔静脉,尾叶通常不受累,代偿性肥大明显。肝静脉回流是可变的,其他肝叶通常备用,故代偿性肥大的区域可变。

在巴德-吉(基)亚利综合征急性期,缺乏肝内和肝外血管的侧支代偿。肝静脉阻塞后,肝组织继发性充血水肿、区域压力增高,使肝动脉和门静脉血供减少,但尾叶和中心区肝实质受累相对较轻。在 T_2WI,急性期外周区域的肝实质信号不均匀增高;在 MRI 增强扫描动脉期强化程度减低,且强化不均匀,反映肝组织局部血流减少。

在亚急性期,MRI平扫时肝实质信号特点与急性期相似,而动态强化特点则有本质的不同。动脉期外周区肝实质的强化较尾叶和中心区明显;延迟期全肝强化渐均匀,仅周边不均匀轻度强化。外周区肝实质的早期强化可能反映了肝内静脉侧支血管形成。屏气 GRE 静脉期和延迟期显示急性期和亚急性期肝静脉血栓最佳(图 5-18)。

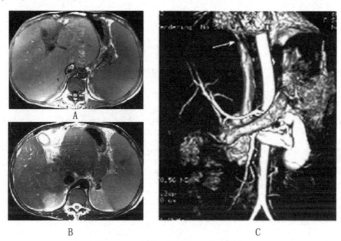

图 5-18　巴德-吉(基)亚利综合征

A.屏气轴面 T$_1$WI 显示巨脾;B.FSE 轴面 T$_2$WI 见肝叶增大,信号异常;
C.钆对比剂增强三维重组图像显示下腔静脉第二肝门处明显狭窄(箭)

在慢性期,由于肝动脉和门静脉之间交通,门静脉的血液反流以及肝内、肝外小静脉侧支形成,血液向外分流,肝组织压力逐渐恢复正常,尾叶和中心区肝实质与外周区肝实质在 MRI 平扫和增强扫描时的信号差别均减少。另外,逐渐形成的肝实质纤维化使 T$_2$WI 信号减低。所以,T$_2$ 信号可以反映急性期水肿和慢性期纤维化的程度。此期在 MRI 很少能见到直观的肝静脉血栓。但尾叶代常性肥大具有特征性,其他未受累肝叶也同样代偿性肥大。受累肝叶萎缩、纤维化。纤维化区域在延迟期强化并逐渐增强。

本病 NRH 的组织成分类似于正常肝细胞和 Kupffer 细胞,故 MRI 不易显示。通常在 T$_1$WI 呈高信号,在 T$_2$WI 呈等或低信号(与腺瘤类似),GRE 钆增强扫描时动脉-静脉期明显强化。应与肝细胞癌鉴别。由肿瘤直接侵犯形成的肝静脉栓塞最常见于肝细胞癌。GRE 屏气 T$_1$WI 钆对比剂增强扫描时,如栓子呈软组织强化,提示肿瘤栓塞。

四、血管周围型病变

肝血管周围型病变发生于门静脉周围淋巴管及肝纤维囊。肝淤血常引起门静脉周围的肝组织信号增高，日本血吸虫则累及肝纤维囊，纤维囊和分隔在 T_2WI 呈高信号。

(一)肝淤血

肝淤血是由于肝实质内静脉血淤滞而致静脉引流代偿。它是充血性心力衰竭、缩窄性心包炎及由于肺癌肺动脉栓塞导致的右心衰竭表现。病理学改变呈"肉豆蔻肝"。在慢性病例，一些患者发展成肝硬化。肝充血 MRI 可出现心脏增大、肝静脉扩张、肝病性水肿和肝脏不均匀强化。T_2WI 显示门脉周围高信号，可能为血管周围淋巴水肿所致。增强扫描时肝实质强化不均匀，斑片状网状交织。肝硬化时延迟期出现或粗或细的网格状、线性强化。

(二)日本血吸虫病

日本血吸虫感染可导致严重的肝脏病变。血吸虫生活在肠腔中，并在肠系膜内产卵。虫卵钻进静脉血管内，随血流到门静脉并阻塞其末支，引起血管压力增高，激发肉芽肿反应。

炎性反应导致虫卵的纤维化及肝脏的弥漫性纤维化。虫卵死亡后钙化，CT可见门脉周围及肝纤维囊周围分隔的特征性钙化，即所谓"龟背"样钙化，钙化与非钙化区均可强化。钙化的分隔常见于肝右叶的膈下部，CT表现为线条样异常密度。纤维分隔在 T_1WI 呈低信号，T_2WI 呈高信号。

第六章
泌尿系统疾病的超声诊断

第一节 肾脏疾病

一、肾脏超声解剖

肾脏位于脊柱两旁的腹膜后间隙内,双肾上端向内前倾斜,其长轴呈"八"字形。仰卧位时,上、下端多数在第 12 胸椎与第 3 腰椎之间,右肾低于左肾 1～2 cm。正常肾脏随呼吸上下移动的幅度为 2～3 cm。右肾前面紧邻肝脏,前下部为结肠右曲,内侧为十二指肠降部。左肾前上方为胃底后壁、胰尾和脾门;中部为结肠左曲。双侧肾上端为肾上腺,后面的上部为肋膈隐窝,中下部紧贴腰肌。肾脏由外向内被肾筋膜、脂肪囊、纤维囊包绕。

肾脏的外形似蚕豆,其长径为 9～12 cm,宽径为 4～5 cm,厚为 3～4 cm。左肾略大于右肾,但在成人长径相差不应超过 2 cm。肾的内侧缘有一个垂直并向前内侧开放的裂,称为肾门,其内由肾血管、肾盂、淋巴管和神经通过共同组成肾蒂。肾门向内是一个较大的腔,称为肾窦。肾脏的内部结构如图 6-1。实质部分分为皮质和髓质。皮质在外层,厚为 0.5～0.7 cm,部分伸入髓质的乳头之间,称为肾柱;髓质在深层,形成 15～20 个圆锥形结构,称为肾锥体;锥体顶端突入肾窦,称为肾乳头。肾小盏边缘包绕肾乳头基部,收集来自乳头孔的尿液。2～3 个肾小盏汇合成一个肾大盏,再由肾大盏集合成漏斗状肾盂,出肾门向后下移行为输尿管。

肾动脉起始于约第 1 腰椎水平的腹主动脉,位于肾静脉的后方。右肾动脉走行于下腔静脉、胰腺头部、右肾静脉之后;左肾动脉向左下行经左肾静脉与胰腺体、尾部之后。双侧肾动脉均在抵达肾门附近处分为前、后两主支经肾门进入肾窦。

前支较粗,再分为4～5支段动脉进入前部的肾实质;后支较细,进入后部肾实质(图6-2)。根据其分布的区域,将肾实质分为上段、上前段、下前段、下段和后段,除后段由后支供血外,其余各段均由前支供血。段动脉进一步分为叶间动脉→弓状动脉→小叶间动脉(图6-3)。在弓状动脉之前,肾动脉分支间几乎没有吻合支。

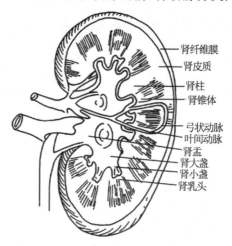

图 6-1 肾脏的内部结构示意图

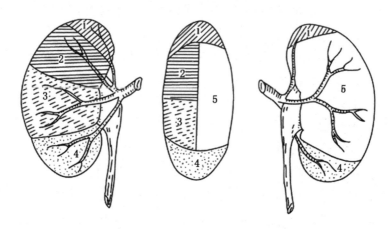

1.上段;2.上前段;3.下前段;4.下段;5.后段

图 6-2 肾段与肾动脉分布

肾动脉进入肾门前的分支并不恒定。也有不经肾门直接入肾实质者,称副肾动脉或迷走肾动脉,其发生率为20%～30%。副肾动脉多起源于肾动脉,也有起源于其他动脉(如腹主动脉、肾上腺上动脉等)。有时还可见到一侧双肾动脉,甚至多支副肾动脉。肾下极的副肾血管经过输尿管的前方,可压迫输尿管引起肾积水。

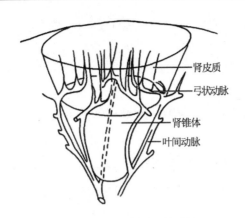

图 6-3 肾脏内部血管结构

  肾静脉位于动脉前方。左肾静脉向右沿脾静脉和胰体的后方向右穿过肠系膜上动脉根部与腹主动脉之间汇入下腔静脉,来自左睾丸/卵巢静脉、左肾上腺静脉和左膈下静脉的血流也汇入左肾静脉。右静脉于同名肾动脉后方向左行,汇入下腔静脉。右卵巢/睾丸静脉直接汇入下腔静脉。

  肾脏血供异常丰富。肾脏重量仅占人体重量的 0.5%,而血流量约占心排血量的 20%～25%。以单位体积计算,肾脏是全身血流量最大的器官。其中又以皮质血流最多,占全肾血流量的 90%～95%,达 4 000～5 000 mL/(min · kg)。髓质血流量相对皮质较少,5%～10%左右,外髓质约 1 200 mL/(min · kg),内髓质约 250 mL/(min · kg)。血液不仅在肾实质的分布不均,流过肾实质的速度相差也很大,流过皮质仅需 2～3 秒,而流过髓质乳头几乎需 60 秒之久。造成分布不均的主要原因是髓质内小动脉细长,且有平滑肌及交感神经支配,血流阻力大,黏滞度也高。了解肾脏的血流特点对分析肾脏血流灌注有重要帮助。

  肾脏的淋巴管自肾门起始与肾静脉伴行,引流至腰淋巴结。

二、超声检查方法

(一)常规超声检查

  检查肾脏一般用 3～5 MHz 探头,检查小儿与婴幼儿,采用 5～8 MHz。患者以空腹为好。在需要了解输尿管和膀胱状态时,应充盈膀胱。

  患者取仰卧位,必要时取俯卧位、侧卧位或站立位,经侧腰部扫查是最常用的方法,嘱患者深吸气后屏气,以肝脏为声窗检查右肾,以脾脏为声窗检查左肾。

1.冠状断面扫查

  患者仰卧位、右前或左前斜侧卧位。探头置于腋后线,纵向扫查,使声束指向内上方。可以获得肾脏最大冠状断面声像图,常在此断面测量肾脏的最大长径。

2.横断面扫查

在冠状扫查的位置,旋转探头 90°,可获得肾脏的横断面声像图。经肾门的横断面可做肾前后径、宽径和集合系统前后径的测量。

3.矢状断面扫查

患者取侧卧位或仰卧位,探头置于侧腹部肋弓下方,显示肾脏声像图后,调整探头方位,使探头与肾脏长轴平行,由内向外检查,可获得肾的一系列纵断切面。

4.斜断面扫查

患者处于任何体位,均可对肾脏作斜断扫查。其中,患者取仰卧位经后侧肋间以肝脏或脾脏作声窗扫查肾上段,经肋缘下在深吸气末扫查肾下段,取俯卧位经脊肋角扫查肾上极都是很常用的重要扫查方法。

检查肾脏,需要取不同体位从多径路多断面进行。检查时还需对探头适当加压,以最大限度地排除肠气干扰并缩短探头与肾脏之间的距离。

(二)超声造影

1.仪器和造影剂

肾脏超声造影对仪器和造影剂的要求与肝脏相同。不同的造影剂,稀释方法和要求各异,要严格按照制造商的说明进行操作。

超声造影剂几乎都是在短时间(约 20~30 分钟)内就经肾排出,目前未见超声造影对肾功能有影响的报道,故超声造影可以用于增强 CT 或增强 MRI 禁忌证的患者,特别是肾功能损害或尿道梗阻的患者。

2.肾脏超声造影方法

肾脏超声造影患者无需特殊准备。检查体位要求能够清楚显示需要观测的病变。

每例肾脏的超声造影检查必须包括常规超声(包括灰阶超声和彩色多普勒超声)的初步扫查。常规评估之后,进行超声造影。

(1)造影剂的选择和剂量:目前允许用于临床的造影剂种类很少。国内仅有声诺维一种。由于肾脏体积小而血流量大,所以造影剂的使用量要减少,通常大约使用肝脏造影剂量的一半即可以很好显示肾脏的血流灌注特征。剂量过大反而会严重影响病变细节的显示,如肿瘤假包膜、小肿瘤内部的囊性变等。

(2)注射方法。①团注法:也称弹丸式注射法,是将造影剂快速注入血管内的方法。静脉穿刺针尾部连接一个三通管,三通管一侧连接盛有 5 mL 生理盐水的注射器,另一侧连接盛有造影剂的注射器。在造影条件下,显示清楚要观察的部位或病变后,将造影剂一次快速推注入血管内,紧接着快速尾随注入生理盐水 5 mL。这种方法快速简便。②持续滴注法:将稀释好的造影剂经静脉均匀缓慢地滴注入或用输液泵匀速注入血管内。注意在滴注过程中要不断振动造影剂悬液,以免微泡沉淀。

(3)成像方法:采用何种成像方法,以使用的造影剂和观察内容而定。通常使用低 MI 实时灰阶造影成像,必要时辅以低 MI 条件下的 CDFI 或功率多普勒成像。①实时灰阶造影成像:持续发射低 MI 超声获得微泡的谐波成像,在早期皮质期、髓质期及晚期皮髓质期连续观察肾脏肿瘤的造影强化特点。②触发间隔成像:注射造影剂后,嘱患者屏住呼吸,仪器自动按预先的设置间歇发射或 ECG 同步触发 4～6 个高 MI 超声脉冲以击破微气泡,清除已经进入感兴趣区内的微泡,而后又自动进入低 MI 设置,获取感兴趣区再灌注的信息。

三、正常肾脏声像图

(一)常规超声表现

肾脏冠状断面呈外凸内凹的"蚕豆"形(图 6-4)。

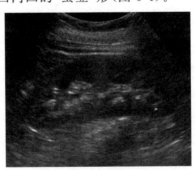

图 6-4　正常肾脏

在儿童及大多数成年人,超声可以分辨出皮质和髓质。正常肾皮质由肾实质外层向内延伸到椎体之间,回声均匀,等于或低于肝脏或脾脏回声。髓质的回声低于皮质,呈顶端指向肾窦的圆锥三角形弱回声区,似果核状围绕肾窦放射状排列。扫查肾脏时由于"各向异性伪像"、脾脏或肾周脂肪的影响,上下段的实质回声可能不一致,有时被误认为回声异常。改变探头方向和位置多断面扫查容易鉴别。

肾窦为被实质包绕的椭圆形高回声结构,也称集合系统回声。宽度约占肾

横断面宽度的 $1/2\sim2/3$。其边界不规则,借此可以粗略判定上、中、下组肾盏的位置。肾窦内部常可见到细小的无回声结构,它可能是增宽的静脉回声,也可能为存有尿液的肾窦回声,CDFI 容易将两者鉴别。当膀胱高度充盈时,肾窦轻度扩张,但是一般不超过 1.5 cm。排尿后变窄。

肾皮质被光滑而连续的高回声线包绕,通常被看作肾纤维囊回声。在纤维囊回声之外,又有一层较厚的高回声带。此为肾脂肪囊回声。其厚度因人而异,肥胖者可达 $2\sim3$ cm,而消瘦者可能不显示。患者呼吸时,肾脂肪囊回声带与肾脏一起运动,而与肝脏、脾脏作相对运动,称为"滑动症"。

CDFI 容易显示肾内外血管,甚至肾皮质的血供也清晰可见。肾动脉可被从起始部追踪到肾门,为搏动性细管状结构,内径约 $0.4\sim0.6$ cm,阻力指数在$0.6\sim0.8$,随年龄增大而增高。动脉进入高回声的肾窦,叶间动脉垂直于肾皮质,而弓形动脉平行于肾皮质(图 6-3)。超声造影可以清晰显示肾皮质微小动脉的血流灌注。纵向扫查时,常可显示位于下腔静脉后方呈环状的右肾动脉。有时可见副肾动脉。

双侧肾静脉伴行于肾动脉前外侧,呈条带状无回声区,上下径略大于前后径,CDFI 显示持续性低速血流。右肾静脉较短,内径为 $0.8\sim1.1$ cm,容易显示其全段。于胰头钩突下方汇入下腔静脉。左肾静脉较长,而且内径较右肾静脉略粗,特别是邻近腹主动脉左侧的一段,内径可达 $1.0\sim1.2$ cm,但是在肠系膜上动脉和腹主动脉间其前后径显著小于上下径,以致此处血流速度明显增快。

新生儿肾脏声像图与儿童和成人不同,皮质和髓质的差别很明显。皮质回声更高,而髓质相对较大,回声更低。由于肾窦内脂肪较少,所以肾窦回声较低,甚至与实质回声分界模糊。通常这种回声特征在$4\sim6$个月后逐渐消失。此外,部分新生儿可能有暂时性髓质回声增强,声像图酷似肾髓质海绵肾。其原因和病理意义尚不清楚,一般 $1\sim2$ 个月内消失。由于胎儿小叶的痕迹,肾表面明显不光滑,呈分叶状。这些征象随年龄增长而日趋不明显,2 岁后逐渐接近成人,$3\sim4$ 岁消失。但是也有少数不消失者,致使肾脏表面有明显切迹,实质呈分叶状。

(二)超声造影

经前臂静脉注射造影微泡 $9\sim12$ 秒后肾皮质快速增强,呈均匀高回声,而肾髓质无明显增强。整个肾脏表现为高回声皮质内放射状镶嵌的弱回声髓质。集合区为弱回声内穿行的段动脉回声(图 6-5)。由于造影剂的高衰减特征和声束入射角度影响,可能使声束深方肾实质增强程度减弱或不均匀。其后,肾髓质自周边向中央逐渐增强(20～40 秒),40～50 秒后,皮质和髓质增强相同,整个肾实质呈较均匀的高回声(40～120 秒)。造影剂流出相的表现为肾髓质增强减弱,然后出现肾皮质的缓慢减弱。约3分钟,实质内造影剂接近全部消退。这一增强过程是因为肾髓质的肾小球血流灌注低于肾皮质。因此,微泡注射后,可以获得肾脏皮、髓质分界清晰的早期皮质增强期、髓质增强期、肾脏皮和髓质都均匀增强的晚期、皮髓质消退期。

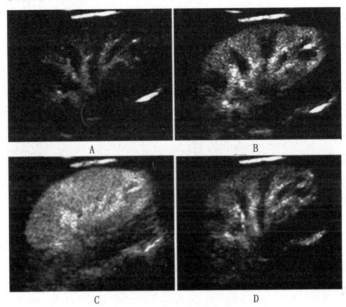

图 6-5 正常肾脏造影表现
A.早期皮质增强期;B.皮质增强期;C.髓质增强期;D.消退期

(三)肾脏的超声测量方法与正常值

长径:在肾脏最大冠状断面(通过肾门的最长和最宽断面),从上极的上缘至下极的下缘。

宽径:从肾门内上缘至肾轮廓的外侧缘,注意与肾长径相垂直。

肾脏厚度:在经肾门部横断面,从前缘至后缘。

实质厚度:冠状断面的中部,从肾窦的外缘至肾实质的外缘。

肾盂前后径:在短轴断面测量肾盂的前后径。膀胱排空后<1 cm。

肾窦宽径从肾窦高回声的内侧缘到外侧缘。肾门部横断面似"马蹄"形。此断面应显示肾门结构,并使显示的前后径(厚度)和宽径最小。测量肾脏厚度应从前缘至后缘。

正常人肾脏超声测量的参考值:①男性成人:肾长径平均(10.7±1.2)cm;宽径

(5.5±0.9)cm；厚径(4.4±0.9)cm；实质厚1.1～1.8 cm。②女性成人：肾长径平均10.3 cm±1.3 cm；宽径5.3 cm±1.0 cm；厚径(4.1±0.8)cm；实质厚1.1～1.6 cm。左肾略大于右肾，但是长径相差<1.5 cm。③小儿：肾脏长径随年龄增长而变化，其正常值为：出生时 4.0～5.0 cm；1 岁 5.5～6.5 cm；5 岁 7.5～8.5 cm；10 岁8.5～10.0 cm。

肾脏体积可以用公式 V=1/2(长×宽×厚)估测。出生时约 20 cm³；1 岁约 30 cm³；18 岁约 155 cm³。

由于经长轴和短轴测量都可出现误差，所以各个方向的测量值均不很准确。肾脏长径、宽径容易低估，而厚度容易高估。

正常肾血管阻力较小，肾动脉主干、叶间动脉和弓形动脉均可见较高的舒张期血流。正常成人肾动脉多普勒测值：①主肾动脉血流峰值：50～150 cm/s。②舒张末期血流速度：< 50 cm/s。③加速度：>300 cm/s。④加速时间：<80 毫秒。⑤主肾动脉血流峰值/主动脉血流峰值<3。⑥肾内动脉阻力指数：<0.7(与年龄有关)。

四、肾脏正常变异的声像图

肾脏先天性变异在泌尿系统疾病中占有较大比例。部分可能酷似肿瘤，有人称其为"假肿瘤"。熟悉其声像图表现对鉴别诊断有重要帮助。

(一)肥大肾柱

突入肾窦的等回声结构，与正常肾皮质无分界，回声与实质回声一致，与肾窦分界清晰，大小一般不超过 3 cm。彩色多普勒和能量多普勒显示其血供与正常肾组织一致，无横向或方向小动脉穿入。超声造影该结构与肾皮质增强时相与强度相同。

(二)驼峰肾

单驼峰征是肾脏常见的一种变异，与肥大肾柱相反，声像图表现为左肾外侧缘实质的局限性向外隆起，回声与肾实质相同(图 6-6)，血流灌注特征与毗邻的肾实质相似，与肾脏的肿块容易鉴别。

(三)结合部实质缺损

也称永存性肾胚胎分叶、肾叶融合线。常位于肾实质的上前段，表现为线状或三角形高回声结构(图 6-7)。结合部实质缺损是由胚胎时期肾小叶连接处的肾窦延伸所致，它们同病理性损害的鉴别要点是位置特殊，并且通过一个被称为肾内隔膜的高回声线同中央部的肾窦相延续。

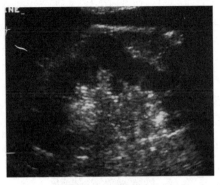

图 6-6　驼峰肾

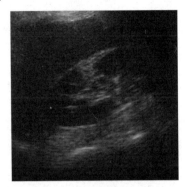

图 6-7　肾实质结合部缺损

(四)分叶肾和肾叶畸形

胎儿期肾实质呈分叶状,在 4～5 岁前消失。若到成人仍保留肾分叶痕迹,称分叶肾。分叶肾是一种常见变异,易被误认为是慢性感染所致的肾脏瘢痕形成。两者的鉴别点在于前者肾脏表面的切迹不会像肾瘢痕那样覆盖到髓质锥体上面,而是仅仅覆盖在肾锥体之间,其下方的髓质和皮质是正常的。

肾叶畸形常见于肾旋转不良时肾叶的融合异常。当肾叶过分突向外周时,肾表面局部隆起,形成一个假瘤样结节(图 6-8)。声像图显示肾窦回声区内与肾实质无分界且回声一致的团块,CDFI 显示团块两侧有叶间动脉,皮髓质间有弓状动脉。

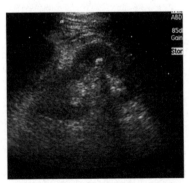

图 6-8　成人分叶肾伴肾叶畸形

左肾表面结合部实质缺损伴肾叶畸形,畸形肾叶内有结石,酷似肿瘤

分叶肾和肾叶畸形一般无临床表现,偶尔有血尿者,极易误认为肾肿瘤。超声造影可以显示与肾实质同步一致的灌注,以明确诊断。

(五)肾窦脂肪沉积

肾窦由纤维结缔组织、脂肪、淋巴管和血管组成,正常声像图显示为椭圆形高回声结构。肾窦大量脂肪沉积可使肾窦回声增强,范围增大。常见于老年人。

(六)肾外肾盂和分支肾盂

通常情况下,肾盂是位于肾窦内的三角形结构。肾外肾盂往往部分或者全部超出肾脏的边界,声像图上显示肾脏中部囊性区域(图 6-9)。当患者由仰卧位转为俯卧位时,扩大的肾外肾盂往往能够缩小。

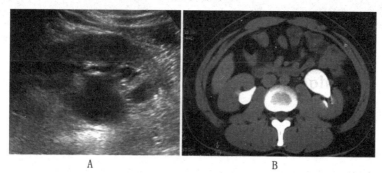

A   B

图 6-9 肾外肾盂

A.声像图显示左肾门部无回声区,肾盏扩张;B.同侧 CT 显示肾盂位于肾外,明显扩张

五、常见疾病

(一)肾弥漫性病变

1.病理与临床

肾弥漫性病变是指各种原因造成的肾脏炎性、非肿瘤性病变,主要是肾实质的损害。急性期病变包括急性肾小球肾炎、过敏性紫癜、药物或毒物引起的中毒性肾炎等,主要的病理变化为肾实质充血、肿胀、炎症细胞的浸润,肾脏常有不同程度的增大。慢性期病变包括慢性肾小球肾炎、慢性肾盂肾炎、高血压肾病、狼疮肾、糖尿病肾病等,疾病早期病理变化多样,但后期病理变化比较一致,均为肾毛细血管腔逐渐狭窄、闭塞,引起肾小球缺血、萎缩、硬化,肾小管、肾单位也随之萎缩,间质纤维化,肾实质明显变薄,肾脏小而硬。临床可表现为蛋白尿、血尿、水肿、高血压等,后期可发展为肾功能不全以致肾衰竭。

2.声像图表现

病变早期声像图无明显变化;当肾脏有充血、水肿时,双肾肿大,肾实质(锥体更明显)回声减低,低于脾脏回声,肾实质增厚;当结缔组织增生明显时,肾实质回声增强,双肾可稍大或缩小,也可在正常范围内;当病变以萎缩、纤维化为主时,双肾缩小,肾实质回声增强、变薄,皮髓质分界不清,结构紊乱(图 6-10)。

3.鉴别诊断

本病需与先天性肾发育不良鉴别,前者多双侧发病,肾结构有改变;而后者常单侧发病,以肾缩小为主,肾结构正常。

(二)肾囊肿

1.病理与临床

肾囊肿分为皮质囊肿、肾盂旁囊肿、肾盂源性囊肿、肾髓质囊肿等。各种肾脏囊性病变的发病机制有所不同,可发生于皮质、髓质或皮髓质连接处。本病多无临床症状,囊肿较大时,侧腰部胀痛,可引起压迫症状;囊肿合并感染时,除局部胀痛外,尚有发热等感染症状;肾盂旁囊肿引起肾脏梗阻时还可引起肾积水,影响肾功能,也可继发肾性高血压,有时可引起血尿。

2.声像图表现

孤立性肾囊肿多数发生在单侧,呈圆形或椭圆形,位于肾皮质,较大者常向肾表面隆起、凸出,内部为无回声,壁薄、光滑,后方回声增强;多发性肾囊肿肾内可见多个呈圆形或椭圆形无回声,亦来自肾皮质,声像图表现与孤立性肾囊肿相同,较大者常向肾表面隆起(图 6-11)。

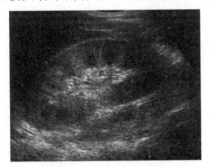

图 6-10　肾弥漫性病变

图示病变肾脏,肾实质回声增强

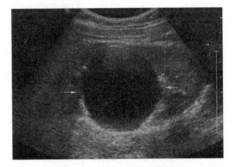

图 6-11　孤立性肾囊肿

箭头所示为肾囊肿,内部为无回声,

壁薄、光滑,后方回声增强

3.鉴别诊断

本病应与多囊肾鉴别。前者肾脏多为局限性增大,可单侧或双侧发生,囊肿之间能够显示正常肾实质回声;而后者肾脏为普遍性增大,累及双侧,囊肿间无正常肾实质结构回声,且常合并多囊肝。

(三)多囊肾

1.病理与临床

多囊肾是一种常见的先天性遗传性疾病,可分为成人型和婴儿型。其发展缓慢,病情较轻者无明显症状,病情较重者主要临床表现有腰腹部胀痛、恶心、呕吐、间歇性血尿和季肋部触及肿块等,晚期随肾功能减退可出现尿毒症症状。

2.声像图表现

(1)肾轮廓增大,形态失常。

(2)肾实质内显示无数大小不等的无回声,呈弥漫性分布,互不相通。

(3)未能显示正常的肾实质。

(4)肾动脉血流阻力指数明显增高(图 6-12)。

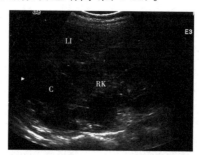

图 6-12 多囊肾

肾脏增大,实质内间无数大小不等的无回声,呈弥漫性分布,互不相通

LI:肝脏;C:囊肿;RK:右肾

3.鉴别诊断

参见"肾囊肿"。

(四)孤立肾

1.病理与临床

孤立肾为单侧肾缺如,是肾脏先天性发育异常。患者往往无明显不适。

2.声像图表现

(1)单侧肾脏明显较正常均值大,但形态和结构未见明显异常。

(2)对侧正常肾脏位置、腹部、盆腔均未能发现肾脏结构。

3.鉴别诊断

本病诊断需慎重,须排除肾异位、游走肾、肾萎缩或肾发育不全。

（五）马蹄肾

1.病理与临床

马蹄肾又称蹄铁形肾,本病有 90％为肾脏下极相连,形状像马蹄而得名。本病由胚胎早期两侧肾胚基在两脐动脉之间融合在一起而导致,融合部分称为峡部,由肾实质或结缔组织构成。其肾盂因受肾融合的限制,不能正常旋转,输尿管越过融合部前面下行,由于引流不畅,易出现积水、感染和结石,也易并发膀胱输尿管反流。患者可无任何症状,在体检中偶然被发现。或可出现肾盂积水、尿路感染或结石,因脐周痛、胃肠不适和下腹部肿块而就诊。

2.声像图表现

超声显示肾脏增大增长,形态失常,向内下走行,双肾下极横跨腹主动脉和下腔静脉前方而连成一体。肾皮髓质分界清,结构清。CDFI:肾内血流分布未见明显异常(图 6-13)。

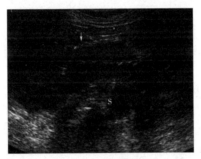

图 6-13　马蹄肾

箭头所示为双肾下极融合后横跨脊柱处(S:脊柱)

3.鉴别诊断

本病属先天性异常中比较常见的一种,声像图比较典型,容易诊断。马蹄肾需与腹膜后纤维化或腹膜后肿物相鉴别。马蹄肾虽亦位于腹膜后,但仔细观察其内可见肾窦回声,不包裹血管。而后两者内部无肾窦回声,腹膜后纤维化常包裹血管而生长,不难鉴别。

（六）肾积水

1.病理与临床

肾积水发生于尿路梗阻后,多由上尿路梗阻性疾病所致,常见原因为先天性肾盂输尿管连接部狭窄、输尿管结石等;长期的下尿路梗阻性疾病也可导致肾积水,如前列腺增生、神经源性膀胱功能障碍等。主要临床表现为肾区胀痛,腹部可触及囊性肿块。不同的梗阻病因,可产生相应的临床表现与体征。

2.声像图表现

(1)肾窦回声分离,其间出现无回声,且无回声相互连通。

(2)如合并输尿管积水,则无回声与输尿管相连通。

(3)轻度肾积水,肾实质及肾外形无明显改变。中度以上肾积水,肾脏明显增大。重度肾积水,肾实质受压变薄(图 6-14)。

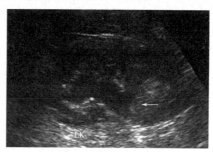

图 6-14　左肾积水

箭头所示为扩张的肾盂肾盏(LK:左肾)

3.鉴别诊断

(1)与正常肾盂的鉴别:大量饮水、膀胱充盈及有关药物可引起肾盂、肾盏的生理性分离,但生理性分离一般不超过 1.5 cm,且解除有关影响因素后可恢复正常。

(2)严重的肾积水需与多发性肾囊肿或多囊肾鉴别:前者无回声相互连通,而后两者无回声相互不连通。

(七)血管平滑肌脂肪瘤

1.病理与临床

肾血管平滑肌脂肪瘤多见于女性,以单侧肾发病为主,双侧肾发病多伴有结节性硬化。肿瘤无包膜,呈圆形或类圆形。多无临床症状。较大的肿瘤常有内部出血,当肿瘤出血时,患者会突发急性腹痛、腰部肿块、血尿和低热,严重时会发生休克。

2.声像图表现

(1)可分两种类型。一种为边界清晰的圆形高回声,内部回声不均,后方回声无明显衰减。另一种呈洋葱切面样图像,由高、低回声相间的杂乱回声构成,边缘不规则,呈毛刺样改变。

(2)肿瘤较小时,肾外形无明显改变。较大的肿瘤常使肾脏变形,肾窦偏移(图 6-15)。

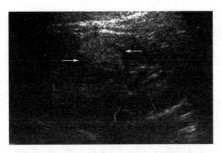

图 6-15　肾血管平滑肌脂肪瘤

3.鉴别诊断

本病主要应与肾癌相鉴别。血管平滑肌脂肪瘤一般较肾细胞癌回声更强,周边呈毛刺样改变,且内部回声可以不均匀,一般无出血、坏死等囊性区域,血供不丰富;而肾癌边界常清晰,内部常有出血、坏死等囊性区域,血供较为丰富。

(八)肾细胞癌

1.病理与临床

肾细胞癌简称肾癌,好发年龄为中老年,男性多于女性,多为透明细胞癌,起源于肾小管上皮细胞,可发生于肾实质的任何部位,但以上、下极为多见,少数侵及全肾;左、右肾发病机会均等,双侧病变占1%～2%。早期肾癌可无明显临床症状和体征。血尿为肾癌的主要临床表现,多数为无痛性血尿。生长在肾周边部或向外发展的癌肿,出现血尿时间较晚,往往不易及时发现。晚期肾癌有发热、消瘦等恶病质症状。

2.声像图表现

(1)肾内出现占位性病灶,呈圆形或椭圆形,边界清晰,但晚期肾癌向周围浸润时,边界常不清晰。

(2)肿瘤内部回声多变,较小的肾癌以低回声或高回声为主,中等大小的肾癌多呈低回声,较大的肿瘤以混合性回声、等回声或低回声为主(图 6-16)。

(3)依据生长方向和发生部位不同,肾癌可压迫肾窦或侵犯肾窦或肾包膜。

(4)肾癌晚期,可侵犯或随血行转移至肾静脉和下腔静脉,表现为静脉内径增宽,内有低回声。

3.鉴别诊断

超声作为一种常规的影像学探查手段,能较好地发现小的肾占位,再结合增强 CT 等检测手段,能够较早地发现和诊断那些无症状的小肾癌。在探查中,应注意以下情况。

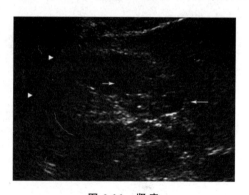

图 6-16　肾癌

箭头所示为肾癌,内部回声不均,呈椭圆形,边界清晰

(1)与肥大的肾柱鉴别:由于等回声型肾癌与正常肾实质回声相近,当肿瘤边界不清时,可被误诊为肥大的肾柱。一般来说,肥大的肾柱与肾皮质回声相同,且与肾皮质相延续,CDFI 显示内部可见正常血管穿行。

(2)与血管平滑肌脂肪瘤的鉴别:见"血管平滑肌脂肪瘤"。

(3)与单纯肾囊肿的鉴别:文献报道非典型肾囊肿(壁不规则或增厚、囊内有回声、有钙化、后方回声增强效应减弱等)中有 42% 为肿瘤,所以对于不典型肾囊性肿块,仔细观察其内部回声特点及囊壁情况有助于作出正确判断。

(九)肾盂癌

1.病理与临床

肾盂癌系发生在肾盂或肾盏上皮的一种肿瘤,约占所有肾肿瘤的 10%,主要为肾移行细胞癌,左、右肾发病率无明显差异,双侧同时发生者,占 2%～4%。本病多发生于 40 岁以后的中老年,男性多于女性,单发或多发,也可与输尿管、膀胱等多部位并发。约有 70%～90% 的患者临床表现为无痛性、间歇性、肉眼全程血尿,少数患者因肿瘤阻塞肾盂输尿管交界处后可引起腰部不适、隐痛及胀痛,偶可因凝血块或肿瘤脱落物引起肾绞痛,因肿瘤长大或梗阻引起积水出现腰部包块者少见,尚有少部分患者有尿路刺激症状。晚期患者出现贫血及恶病质。

2.声像图表现

典型超声表现为肾窦内的实性低回声区,部分肾窦强回声中断或扩张,或直接看到分离的输尿管、肾盂内有不规则实性肿物存在。CDFI:血流不丰富(图 6-17)。

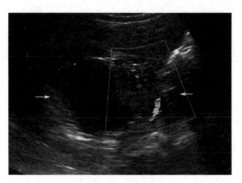

图 6-17　肾盂癌

箭头所示为肾盂癌,CDFI 周边和内部见血流信号。肾盂癌旁可见呈无回声的扩张肾盂

3.鉴别诊断

肾盂癌<1 cm 或呈浸润性生长的扁平状肿瘤时,超声探查难以发现,当超声探查阴性时,并不能排除肾盂癌,还应作其他进一步探查。超声诊断肾盂癌,敏感性较差,但是患者有血尿时,超声探查具有辅助诊断的作用。肾盂癌需与肾盂腔内血凝块鉴别,后者为扩张的无回声暗区内形成不规则低回声光团,与肾盂肿瘤十分相似,但在患者体位变动时可有移位,而肾盂癌不会因为患者体位变动而发生位置变化。

（十）肾结石

1.病理与临床

肾结石是泌尿外科的常见疾病,是由于患者代谢障碍、饮水过少等,尿液中的矿物质结晶沉积在肾盂、肾盏内。根据结石成分的不同,肾结石可分草酸钙结石、磷酸钙结石、尿酸（尿酸盐）结石、磷酸铵镁结石、胱氨酸结石及嘌呤结石六类。大多数结石可混合两种或两种以上的成分。腰痛和血尿是肾结石的主要症状,且常在活动后发作或加重。腰痛多为钝痛或绞痛,并沿患侧输尿管向下放射。合并感染时,血尿和脓尿可同时发生。

2.声像图表现

肾结石的典型声像图为强回声团,其后方伴声影,结石周围有尿液形成的无回声带。但其声像图表现也因结石的大小、成分、形态和部位而有一些变化。有的结石后方声影可能较弱或无明显声影,有的结石可随体位改变而移动。如结石引起梗阻,可出现肾盂或肾盏扩张(图 6-18)。

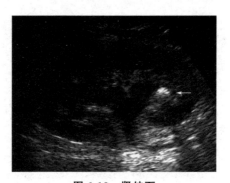

图 6-18　肾结石

箭头所示为肾窦区扩张的下盏内的结石,呈团状强回声,后方有声影

3.鉴别诊断

肾结石的声像图表现较为复杂,应与肾窦灶性纤维化、肾内钙化灶鉴别。后两者病变不是位于肾盂或肾盏内,不随体位改变移动,其周围无尿液形成的无回声带。

第二节　输尿管疾病

一、输尿管超声解剖

输尿管是一对细长肌性的管状器官,上端起于肾盂,下端止于膀胱三角区。长约 20～34 cm。其管径粗细不均,平均为 0.5～0.7 cm。输尿管全长分为腹段(上段)、盆段(中段)和膀胱壁段(下段)。

腹段起自肾盂输尿管连接部,沿腰大肌前面下行,止于跨越髂总动脉处。盆段自总动脉前方,向下后内侧移行,并经盆底的结缔组织直达膀胱后壁。膀胱壁段斜穿膀胱壁,在膀胱后方向下内侧移行,止于膀胱三角区的输尿管崤外侧端——输尿管口处。

每侧输尿管有 3 个狭窄处,其内径为 2 mm 左右,即第一狭窄位于肾盂和输尿管移行处;第二狭窄位于越过髂总动脉或髂外动脉处;第三狭窄为膀胱壁内侧。狭窄部是结石阻塞的常见位置(图 6-19)。

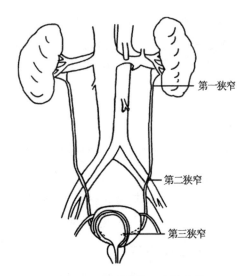

第一狭窄

第二狭窄

第三狭窄

图 6-19　输尿管的 3 个狭窄处

二、输尿管超声检查技术

探头频率多用 3.5～5 MHz,在保证扫查足够深度的情况下,尽可能使用高频率探头,以提高分辨力。应在膀胱充盈后检查,并尽量避免肠气干扰。检查方法有以下 3 种途径:

(一)经腹壁检查

仰卧位或侧卧位。显示肾门后,追踪显示输尿管至盆部。亦可分别在下腔静脉或腹主动脉外侧1～2 cm处寻找扩张的腹段输尿管,向下追踪盆部输尿管。第二狭窄部在两侧髂总动脉末端及髂外动脉前方寻找。以充盈膀胱作为透声窗,能显示膀胱壁段和两侧输尿管口。检查过程中着重观察结石易存留处,即输尿管的 3 个生理狭窄部。输尿管肿瘤或转移性肿瘤压迫可发生在输尿管的任何部位,因此,重点应在扩张的输尿管中断处仔细寻找。

(二)经背部检查

俯卧位。显示扩张积水的肾盂,然后显示肾盂输尿管连接部,若该部输尿管也扩张积水,则向下作滑行扫查,追踪扫查至腹段输尿管。检查过程中,重点观察输尿管第一狭窄部有无病变。

(三)经直肠或经阴道检查

中度充盈膀胱,向前外侧倾斜扫查显示膀胱三角区,寻找输尿管开口,然后调整扫查平面,以显示输尿管盆段的下端。

膀胱高度充盈后检查,有助于提高输尿管梗阻性病变的显示率。

对输尿管膀胱壁段病变的检查,可因膀胱无回声区后方回声过强,可能掩盖病变的回声。适当抑制远场增益,探头适当加压扫查特别重要。但对体型较瘦的患者过分加压可以使扩张的输尿管压瘪,以致不能显示。

三、正常输尿管声像图

正常输尿管内径狭小,超声不易显示。对瘦体型或肾外型肾盂者,有时可显示肾盂输尿管连接部。嘱受检者膀胱充盈后检查,以膀胱作为透声窗,可显示输尿管膀胱壁段。声像图所见该两处输尿管均呈回声较强的纤细管状结构,其内径一般不超过 5 mm,管壁清晰、光滑,内为细条带形无回声区。

四、输尿管基本病变的声像图表现

几乎所有的输尿管疾病都可引起尿液引流阻碍。导致肾盂和近端输尿管扩张。扩张的输尿管呈无回声管状结构,壁薄而光滑。这一征象很容易被发现。因此,它既是输尿管病变的主要间接征象,又是寻找病变的向导。扩张的末端为病变所在部位。结石表现为管腔内的强回声团,管壁回声正常;肿瘤表现为局限性软组织团块或管壁不规则增厚;炎性狭窄表现为管壁均匀性增厚。

五、常见疾病

(一)输尿管结石

1.病理与临床

90%以上输尿管结石为肾结石降入输尿管,原发于输尿管的结石很少见,除非存在输尿管梗阻病变。临床上通常表现为腰部出现阵发性绞痛或钝痛,常伴有不同程度的血尿。由于输尿管结石大都来自于肾,故痛点会随结石的移动而向下移动。

2.声像图表现

肾盂、输尿管扩张,扩张的输尿管中断处,其内可探及圆形、椭圆形或弧形强回声,后方有声影,与输尿管管壁分界清楚。当结石较小或质地较疏松时,后方可无声影(图 6-20)。

3.鉴别诊断

典型的输尿管结石超声较易诊断,不典型的输尿管结石应注意与输尿管肿瘤相鉴别。输尿管肿瘤患者常有无痛性血尿发生,肿瘤回声较结石低,有些患者以输尿管管壁不规则增厚为特点,肿瘤与输尿管管壁分界不清,肿瘤较大时,对周围组织有浸润。

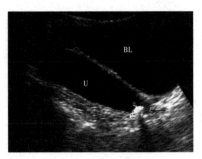

图 6-20　输尿管结石

箭头所示为扩张的输尿管内的结石,呈团状
强回声,后方有声影(U:输尿管;BL:膀胱)

(二)输尿管囊肿

1.病理与临床

输尿管囊肿又称输尿管膨出,是指具有膀胱黏膜的下输尿管囊性扩张,致输尿管底部膨胀引起,囊肿外覆膀胱黏膜,内衬输尿管上皮,中间为肌纤维和结缔组织。输尿管囊肿轻者常无明显症状,重者出现下尿路梗阻症状,如排尿不畅等。输尿管梗阻可引起肾功能损坏,甚至导致尿毒症的发生。合并感染时有脓尿、血尿、尿频、尿急、尿痛等症状。

2.声像图表现

在膀胱三角区可探及圆形或椭圆形无回声区,壁薄而光滑,其大小随输尿管蠕动有节律性变化,可合并同则输尿管和肾盂不同程度的扩张。囊肿内合并结石时出现相应的声像图表现(图 6-21)。

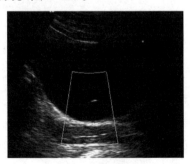

图 6-21　输尿管囊肿

3.鉴别诊断

一般情况,超声依据其典型的声像图表现对本病能作出正确判断。需注意与输尿管脱垂和输尿管憩室相鉴别。

(三)输尿管肿瘤

1.病理与临床

原发性输尿管肿瘤在临床上较少见,约占尿路上皮性肿瘤的 1%,以移行细胞癌为多,好发于 41~82 岁的男性患者,约有 3/4 发生于输尿管下段。输尿管癌具有多中心性,即容易合并肾盂癌和膀胱癌,输尿管本身也可呈多发肿瘤状态。早期多无症状,患者常因无痛性血尿来就诊。

2.声像图表现

当病变较小、未引起尿路梗阻时,超声很难发现病变所在。当肿瘤引起输尿管梗阻时,梗阻处输尿管管壁不均匀性增厚、变形,有僵硬感。肿瘤常为低回声或稍强回声,梗阻处以上肾盂输尿管扩张(图 6-22)。CDFI 有时可显示肿瘤内有血流信号。

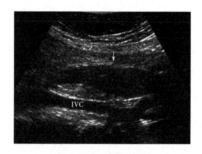

图 6-22　输尿管癌

箭头所示为输尿管上段的实性占位,呈低回声(IVC,下腔静脉)

第三节　膀　胱　疾　病

膀胱为储存尿液的囊性器官,适于超声检查,其形态、大小及毗邻关系随尿液充盈量的多少而变化。膀胱充盈时呈类圆形或三角形,上端为顶部,呈尖角状指向前上方,膀胱顶下方膨大部分为膀胱体,体的下部为膀胱底,较宽,此处可见两侧输尿管开口,其与尿道内口连接的三角形区域构成膀胱三角区,它是膀胱肿瘤的好发部位。

一、膀胱正常解剖位置及毗邻

膀胱为贮尿器官,其大小、形状、位置及壁的厚薄随充盈程度和其相邻器官的关系而有所不同。膀胱空虚时成锥体形,膀胱充盈时呈椭圆形或近圆形。膀胱底的下方为膀胱颈部,尿道内口位于该处,它是膀胱声像图正中矢状断面的重要标志。

成人膀胱位于盆腔内耻骨联合后方。充盈的膀胱贴近腹壁,膀胱上面由腹膜覆盖,自其顶部后上方反折,在男性形成膀胱直肠陷窝,女性则形成膀胱子宫陷窝。膀胱后方两侧有输尿管。男性膀胱后下方有两侧精囊、输尿管及其壶腹部、前列腺;女性膀胱后下方与子宫颈和阴道相邻。

膀胱壁由肌层、黏膜下层和黏膜层构成,外表面为薄层疏松结缔组织。肌层有三层平滑肌组成,在尿道内口处构成膀胱括约肌。膀胱底部有一三角区,该三角区尖向下,续接尿道内口,底部两端有输尿管的开口,此处无黏膜下层,表面平滑,称之为膀胱三角,为肿瘤和结核的好发部位。

二、超声检查技术

(一)仪器

膀胱检查所用探头主要有两类。

1.腹部检查探头

目前临床常用的是线阵、凸阵及扇扫探头,3 种探头的频率可以是 3.5 MHz 和5.0 MHz。其中线阵探头扫查面广,但要求膀胱充盈量多;扇扫探头灵活,远场宽,对膀胱颈部及侧壁检查效果好,但近场视野狭窄;而凸阵探头弥补了两者的缺点,是经腹壁扫查膀胱的最佳选择。这些探头也可用于经会阴部扫查膀胱,但以凸阵探头较好。

2.腔内检查探头

有经直肠的单平面及双平面扫查探头,还有尿道插入扫查膀胱的探头。经直肠单平面扫查探头有纵断面或横断面,其中纵断面扫查探头对膀胱颈部、三角区、后尿道及与前列腺、精囊、直肠毗邻关系显示较清楚,横断面扫查探头对膀胱侧壁显示的更好。双平面探头是纵断面和横断面扫查的组合。经尿道探头频率一般为 5~7.5 MHz,甚至有 20 MHz 微导管超声探头,显示膀胱壁有无病变,图像更清晰,层次分明,有利于对膀胱肿瘤进行分期,但经尿道检查有一定痛苦。

(二)检查前的准备

1.经下腹壁超声扫查

患者必须充盈膀胱,必要时插导尿管注入 300~500 mL 生理盐水充盈膀胱。经会阴部扫查时适度充盈膀胱,检查时取仰卧位,必要时取左侧卧位。

2.经直肠超声扫查

排空大便,适度充盈膀胱,检查时取膀胱截石位或左侧卧位。

3.经尿道超声扫查

与膀胱镜检查操作类似,有尿道感染者慎用,检查体位同膀胱镜检查体位。

(三)扫查方法

1.经腹壁扫查法

患者仰卧位,充盈膀胱可作纵断面、横断面或斜断面多切面扫查,必要时可左、右侧卧位扫查,注意观察膀胱壁及腔内的异常表现。

2.经会阴部扫查

多在男性使用,取截石位,探头置于阴囊根部与肛门口之间作纵、横断面扫查。由于探头距离膀胱颈部位置近,稍加压探头,对显示膀胱颈部、前列腺、精囊及后尿道膀胱层次更清楚。

3.腔内探头扫查法

经直肠探头扫查时取左侧卧位、经尿道探头扫查时取截石位,均可显示清楚膀胱壁及膀胱腔内的异常回声,有利于膀胱肿瘤的分期。

(四)膀胱超声检查中的测量方法

1.膀胱容量及残余尿量的测定

膀胱容量指膀胱充盈状态时膀胱内容积,膀胱残余尿量为排尿后仍留在膀胱内的尿液量,正常人膀胱容量约为 350～500 mL,残余尿量少于 10 mL。计算膀胱容量和残余尿量的超声测定选取经腹壁测量,公式如下:

(1)$V=5PH$:V 为膀胱容量,P 为膀胱横断面的最大面积,H 为膀胱颈至膀胱顶的距离,有学者用此法测定 31 例正常人,平均误差为 18.7％。

(2)$V=10\times(d1\times d2)$:V 为膀胱容量,d1、d2 分别代表膀胱横断面的最大左右径及前后径。有学者经对 100 例正常人测定误差为 0～44％。

(3)$V=1/2abc$:V 为膀胱容量或残余尿,a、b、c 分别为膀胱的纵、横、前后3 个径,有学者用此公式对 26 例患者测定值与导尿量误差仅 5～10 mL。

2.膀胱内径的测量

取膀胱最大横断面测量膀胱腔最大前后径和左右径。取膀胱最大纵断面测量膀胱腔最大上下径,测量时取膀胱内缘至内缘测值。膀胱壁厚度是从浆膜层外缘至黏膜层内缘厚度。经会阴部或直肠扫查可测定后尿道内径。

(五)三维超声在膀胱检查中的应用

三维超声是近几年超声发展的主要方向之一,在心脏的应用上具有很大的成功。在腹部三维超声领域中由于膀胱内充满液体,透声性极佳尤其适用三维超声成像,为临床医师提供了膀胱及内部肿瘤立体结构与相邻结构的立体关系,弥补了二维超声的不足。能充分显示感兴趣病变区域,它可根据临床医师的要求对图像进行多方位的切割,可由前向后、由左至右、由上至下多方位观察膀胱壁及肿瘤的整体结构,肿瘤与膀胱壁的空间位置关系以及肿瘤基底面及肿瘤表面的情况,可为外科医师安排手术提供参考信息。可用于病变的体积测量,特别对形态不规则病灶,明显优于二维超声。但三维超声也存在一些不足之处,主要是二维超声成像是三维超声成像的基础,如果二维超声成像质量不好就影响三维重建的质量,病灶与周围组织反差较小时其三维重建质量较差。而且三维成像的速度较慢,对细微结构分辨力不够理想。

三、正常膀胱的超声表现

(一)正常膀胱声像图

充盈正常的膀胱,内部呈均匀的无回声区,膀胱壁为完整光滑的回声带,各处膀胱壁厚度一致,膀胱壁的任一局限性增厚都可能是异常的。膀胱横切面在耻骨联合以上显示圆形或椭圆形,在小骨盆腔内略呈四方形;纵切面略呈钝三角。实时超声观察膀胱时,三角区可观察到输尿管口喷尿现象。排尿后,正常膀胱腔内无回声应基本消失。

(二)膀胱的正常值

膀胱体积由于充盈尿量的不同而异,膀胱形态横切面观察应基本对称,膀胱壁充盈时正常厚度一般<4 mm。

四、异常膀胱病因分析

(一)大膀胱

指膀胱容量超过正常者。前列腺肥大;男性尿道狭窄;男性尿道结石;女性尿道损伤、狭窄;新生儿尿道瓣或尿道隔;某些患者的膀胱膨出。

(二)小膀胱

慢性膀胱炎反复发作可引起膀胱缩小;膀胱结核性病变可引起单侧或整个膀胱壁厚、膀胱腔缩小;少见的呈浸润生长的新生物、有肿瘤时膀胱壁常不对称;恶性病变的手术或放疗引起;晚期血吸虫病由于钙化、壁纤维化可致膀胱缩小。

(三)局限性膀胱壁增厚

不充分充盈所致的膀胱折叠;肿瘤、无蒂或息肉状的肿瘤;结核或血吸虫病结节(肉芽肿);小儿对血吸虫病感染的急性反应;外伤引起的血肿。

(四)弥漫性膀胱壁增厚

(1)男性患者:前列腺梗阻。

(2)严重的慢性感染:如膀胱炎、结核。

(3)小儿膀胱壁极厚常因尿道瓣或尿道隔引起阻塞造成。

(4)神经源性膀胱。

(5)少见的膀胱浸润生长的肿瘤。

(6)血吸虫病:由于膀胱壁的钙化、纤维化引起壁增厚且回声增强。

五、常见疾病

(一)膀胱结石

1.病理与临床

膀胱结石可分为原发性与继发性。原发性膀胱结石多由于营养不良或低蛋白饮食所致,多见于儿童。继发性膀胱结石多由上尿路小结石下降并停滞于膀胱内形成,其主要病因有尿路梗阻、感染、膀胱异物、代谢性疾病等,多见于男性。我国膀胱结石多为草酸钙、磷酸盐和尿酸盐的混合结石。主要临床表现为排尿时尿流中断、尿痛、尿急、尿频和血尿等。

2.声像图表现

在膀胱内探及团状强回声伴后方声影,多位于后壁,且团状强回声随体位改变而移动。超声对膀胱结石较易诊断,但<3 mm的小结石易被遗漏,应引起注意(图 6-23)。

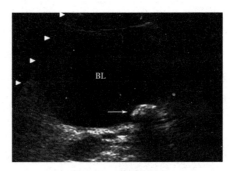

图 6-23　膀胱结石

箭头所示为膀胱结石,呈团状强回声,后方有声影(BL:膀胱)

3.鉴别诊断

应与膀胱肿瘤相鉴别。当膀胱肿瘤合并钙化时,易将肿瘤误诊为结石,此时

CDFI 若能探及肿瘤内的血管,则有助于作出明确诊断。对于随体位改变而位置不发生变化的"结石",应高度警惕肿瘤合并结石的可能。

此外还应与输尿管口结石及输尿管囊肿内结石相鉴别,只要注意观察,此两者不难作出正确诊断。

(二)膀胱肿瘤

1.病理与临床

膀胱肿瘤是泌尿系统最常见的肿瘤,分为上皮性和非上皮性两类。上皮性肿瘤占 95%～98%,其中最常见的是移行上皮乳头状癌,少数为鳞癌和腺癌。其病因可能与尿液中某些代谢产物的刺激、慢性炎症等有关。好发于 40～60 岁男性。临床表现为间歇性或持续性无痛性全程肉眼血尿。当有血块或肿瘤堵塞尿道口时,可出现排尿不畅或发生尿潴留。多数晚期患者会出现尿频、尿急、尿痛等尿路刺激症状。当肿瘤引起尿路梗阻时,可有肾积水。

2.声像图表现

膀胱内可探及乳头状或菜花样低回声,有蒂或较宽基底与膀胱壁相连,体位改变时可见其在尿液中漂动,但不能脱离基底部而在膀胱内滚动。膀胱壁局限性增厚,依浸润程度不同,膀胱壁连续性中断于不同深度。基底较宽者有时以浸润膀胱壁为主,突入腔内部分较少,浸润肌层较早,膀胱壁回声杂乱,失去正常结构。肿瘤多发生于三角区,其次为两侧壁(图 6-24)。CDFI 常可在肿瘤基底部探及肿瘤血管。

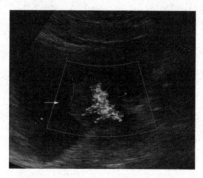

图 6-24　膀胱癌

箭头所示为膀胱壁上的实性占位,呈菜花样突起,基底部较宽。CDFI:肿块内可探及较丰富的动、静脉血流信号

3.鉴别诊断

(1)当膀胱肿瘤发生钙化时应与膀胱结石相鉴别。

（2）膀胱底部癌常侵犯前列腺，反之前列腺癌亦常侵犯膀胱，肿瘤较小时依其发生部位不难鉴别，但当肿瘤较大时，鉴别较难，经直肠探查常有助于区分。

（3）此外肥大的前列腺常向膀胱内突入，易误诊为膀胱肿瘤，应注意鉴别。

（三）膀胱憩室

1.病理与临床

膀胱憩室是指膀胱壁自分离的逼尿肌之间向外呈袋状膨出而形成的囊状物，其与膀胱内腔之间有孔道相通，称为憩室口，多发生于膀胱三角区周围。膀胱憩室分为先天性和后天性，一般认为无论先天性憩室还是后天性憩室，其发生均与先天性膀胱肌层发育局限性薄弱、下尿路长期梗阻使膀胱内压力长期增高等因素有关。膀胱憩室主要症状为二次排尿和尿液混浊，合并感染时有排尿刺激症状，合并肿瘤或结石时，可有血尿。

2.声像图表现

膀胱周围探及圆形或椭圆形的无回声区，并通过缺口与膀胱相连通。该无回声区壁薄，边界清晰，排尿后可变小，多见于后壁及两侧壁。依据彩色血流信号可观察到其与膀胱之间的液体相互流通。当合并感染，无回声内可有点状强回声，憩室底部可有沉积物。此外憩室内可合并结石或肿瘤（图6-25）。

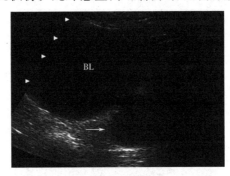

图6-25　膀胱憩室

箭头所示为膀胱憩室，呈无回声，与膀胱相通（BL：膀胱）

3.鉴别诊断

本病应与膀胱周围其他囊性病变如盆腔囊肿及输尿管囊肿相鉴别。膀胱憩室与膀胱相连通，且大小随膀胱充盈度不同而改变，依据其典型特点不难与其他病变相鉴别。

(四)膀胱凝血块

1.病理与临床

膀胱凝血块是指各种病因导致的膀胱内壁出血形成的实性团块。常见的病因有急、慢性炎症、结石、肿瘤及外伤等。临床主要表现为血尿伴膀胱刺激症状。

2.声像图表现

膀胱内探及形态各异、大小不等的低或中强回声团块,与膀胱壁分界明显。团块边界不规整,内部回声不均,且随体位改变而移动,CDFI 显示其内无血流信号。

3.鉴别诊断

膀胱内凝血块依据其典型声像图表现不难诊断,应注意与膀胱肿瘤相鉴别。

第七章

妊娠期的超声诊断

第一节 孕 早 期

一、妊娠囊

妊娠囊(gestational sac,GS)是超声首先观察到的妊娠标志。随着超声仪性能的不断提高,从早先经腹壁超声最早观察到妊娠囊约在末次月经后 6 周,至现在经阴道超声最早在末次月经的 4 周 2 天就能观察到 1～2 mm 的妊娠囊。宫内妊娠最初的声像图表现为在增厚的子宫蜕膜内见到一无回声结构,即妊娠囊(图 7-1～图 7-3)。妊娠囊的一侧为宫腔,此时,内膜的回声也较强(图 7-4,图 7-5)。早期妊娠囊的重要特征是双环征(图 7-6),与其他宫腔内囊性改变不同。其他宫腔内囊性改变如出血或宫外孕时,被描述为假妊娠囊的蜕膜样反应,一般表现为单个回声增强环状囊性结构,位于宫腔中央,有时可能会误诊为宫内妊娠。

妊娠囊双环征的成因,有学者认为,可能是迅速增长的内层细胞滋养层和外层合体滋养层,也有学者认为,内环绝大多数由强回声的球形绒毛组成,包绕妊娠囊外层的那个低回声环,则可能是周围的蜕膜组织。随着妊娠周数的延长,妊娠囊的增大,内层强回声环的厚薄开始变得不均匀,通常在底蜕膜处出现渐渐增厚改变,形成最早期的胎盘。强回声环的其余部分则逐渐变薄,以后形成胎膜的一部分(外层平滑绒毛膜)(图 7-7)。

最初妊娠囊的形态都为圆形,以后可以为椭圆形、腰豆形或不规则形。早期可以看到的宫腔,随着妊娠囊的增大,包蜕膜和真蜕膜紧密相贴,宫腔不能再被观察到。

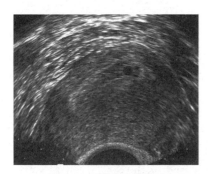

图 7-1 早期妊娠囊(1)

妊娠 4$^+$ 周,子宫内膜内见较小的妊娠囊,呈
圆形无回声区。子宫内膜及宫腔线清晰可见

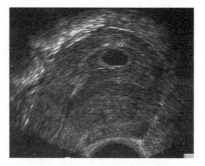

图 7-2 早期妊娠囊(2)

妊娠 5$^+$ 周,妊娠囊位于子宫前壁内膜
内,内膜较厚(测量键)

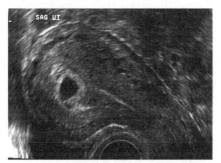

图 7-3 早期妊娠囊(3)

妊娠 5$^+$ 周,妊娠囊近宫底部。妊娠囊呈强回声环,
其外缘与内膜相接触处回声偏低,呈"双环征"

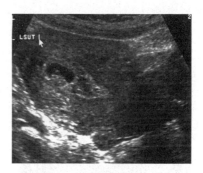

图 7-4 早期妊娠囊(4)

妊娠 5$^+$ 周,妊娠囊位于近宫底部的内膜内,
内膜较厚,回声偏强

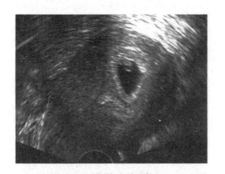

图 7-5 早期妊娠囊(5)

妊娠 6$^+$ 周,妊娠囊的"双环征"清晰可见,内圈呈强
回声环,外圈呈低回声环。宫腔内膜回声也偏强

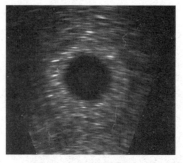

图 7-6 早期妊娠囊(6)

妊娠 6 周,典型的妊娠囊"双环征",内
圈呈强回声环,外圈呈低回声环

同时,一侧的卵巢内可见妊娠黄体(图7-8,图7-9)。

二、卵黄囊

卵黄囊的特点是一个亮回声环状结构,中间为无回声区,位于妊娠囊内(图7-10～图7-12)。从末次月经第一天算起,5～6周时经阴道超声可以获得显示,约12周时开始不明显,14周后完全消失。卵黄囊大小为3～8 mm,最大尺寸是在妊娠7周,平均5 mm。最初的卵黄囊大于胚胎本身,经阴道观察时好像胚胎"贴"在卵黄囊上。以后卵黄囊以一条细带与胎儿脐部相连,而本身则游离于胚外体腔(亦称绒毛膜腔)内。如前所述,早期胚胎发育过程中,卵黄囊是属于胚胎组成复合体的一部分(胚盘、羊膜囊、卵黄囊),卵黄囊位于羊膜囊外,并通过卵黄管与胎儿相连。

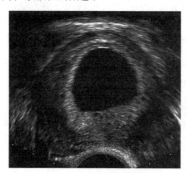

图7-7　早期妊娠囊(7)

妊娠7周,妊娠囊强回声环的 侧明显增厚(下方),而对侧则较薄(上方)。增厚部分为早期胎盘

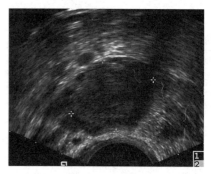

图7-8　妊娠黄体

妊娠7周,一侧卵巢内见妊娠黄体,呈中低回声结构(测量键所示)

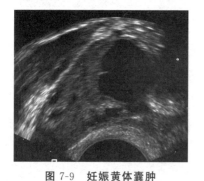

图7-9　妊娠黄体囊肿

妊娠6⁺周,一侧卵巢内见黄体囊肿,呈无回声囊性结构

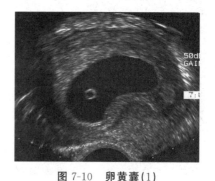

图7-10　卵黄囊(1)

妊娠8⁺周,卵黄囊呈一小强回声圆环,位于妊娠囊中

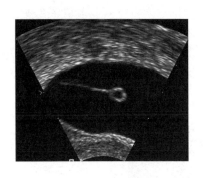

图 7-11　卵黄囊(2)

妊娠 8⁺周,妊娠囊内见卵黄囊以及卵黄蒂

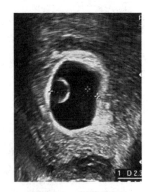

图 7-12　卵黄囊(3)

妊娠 5⁺周,经阴道超声。卵黄囊清晰可见

卵黄囊是宫内妊娠的标志,它的出现可以排除宫外妊娠时宫内的假妊娠囊。在自然妊娠的情况下,宫内妊娠同时合并宫外妊娠的可能性极小(发生率为 1/30 000)。有报道,正常妊娠 6～10 周卵黄囊的显现率为 100%,妊娠囊 ＞20 mm 而未见卵黄囊或胎儿,可能是受精卵枯萎,属于难免流产。系列超声始终不见卵黄囊或胚胎,提示预后差。

在此,总结卵黄囊的特点有:①首次被发现时为妊娠 5 周,6～10 周一定能见到;②肯定为宫内妊娠;③大小介于 3～8 mm,平均 5 mm;④14 周消失;⑤正常妊娠时,妊娠囊径线 20 mm 或以上时,总能见到卵黄囊;⑥卵黄囊消失、不规则或太大(≥10 mm)与预后不良有关。

三、胚芽

胚芽径线在 2 mm 时常能见到原始心管的搏动,而此时的胚芽在声像图上表现为卵黄囊一侧的增厚部分,就像贴在卵黄囊上(图 7-13)。

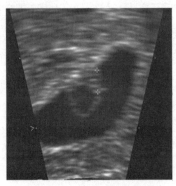

图 7-13　早期胚胎(1)

妊娠 6 周,胚芽"贴附"在卵黄囊上(测量键所示)

6 周左右时，胚芽头臀长（crown-rumplength,CRL）约与卵黄囊径线相等（图 7-14），以后胚芽头臀长超过卵黄囊（图 7-15）。声像图上的胚胎也越来越清晰，7 周的胚芽已与卵黄囊分开，多能分出头尾，矢状切面上胎体由原来的平直变为向腹侧弯曲（图 7-16），8 周时肢芽冒出。随着妊娠的延续，胚胎增长，声像图上的胚胎初具人形（图 7-17、图 7-18）。

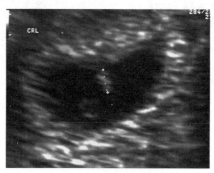

图 7-14　早期胚胎(2)

妊娠 6 周，胚芽头臀长（测量键）约与卵黄囊径线相等。胚芽左下方见卵黄囊

妊娠 8～11 周，胎儿腹壁的脐带附着处可见少量肠管样结构，位于腹腔外，为生理性腹壁缺损，称生理性中肠疝。

早在 1972 年 Robinson 就报道了超声观察胎心搏动。从末次月经算起，最早在妊娠 6 周 2 天就能观察到。自从有了阴道探头后，超声发现胎心搏动的时间又被提前了一些。正常妊娠 6 周 2 天，胚芽头臀长 5～6 mm 时，总能见到胎心搏动。并且，常在胚芽 2～3 mm 时就能见到（5 周末）原始心管搏动。有学者报道，95％的妊娠在末次月经后 54 天（7 周 5 天）可经腹壁超声见胎心搏动；而经阴道超声，胎心搏动的观察比经腹壁超声提前 5～7 天。

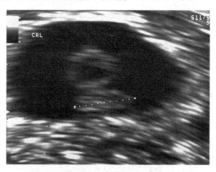

图 7-15　胚胎(1)

妊娠 6[+] 周，胚胎清晰可见（测量键），头臀长超过卵黄囊

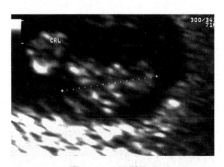

图 7-16 胚胎(2)

妊娠 7 周,胚胎(测量键)已能分出头尾,左侧为头端,右侧为尾端。卵黄囊位于胚芽左上方

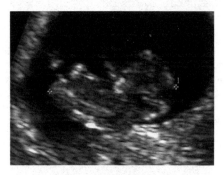

图 7-17 胚胎(3)

妊娠 9 周,胚胎初具人形,向腹侧自然弯曲

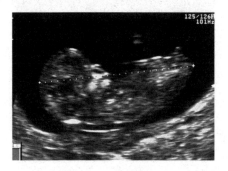

图 7-18 早期胎儿

妊娠 11[+] 周,胎儿侧面轮廓清晰,向腹侧自然弯曲

通过 M 型超声或多普勒超声可测得胎心搏动率。妊娠 6 周时约 100 次/分,8～9 周时约 140 次/分。

四、羊膜囊

羊膜囊也是妊娠囊内的一个结构,胎儿位于其中。最初,羊膜囊比卵黄囊小,以后超过卵黄囊。但羊膜囊不如卵黄囊容易观察,可能是其壁薄的缘故,经腹壁超声很少能在一个切面上见到壁薄、完整的羊膜囊。羊膜囊内部为羊膜腔,亦即胚胎所在之处。其外侧为胚外体腔,亦称绒毛膜腔,卵黄囊位于胚外体腔(图 7-19~图 7-20)。羊膜囊渐渐增大,渐渐与绒毛膜靠近并融合,胚外体腔消失。这一过程一直延续到妊娠 14 周。

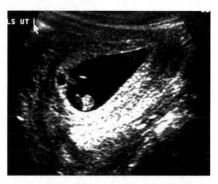

图 7-19　羊膜囊(1)

妊娠 8+ 周,妊娠囊内左侧见壁薄的羊膜囊,胚胎位于羊膜囊中

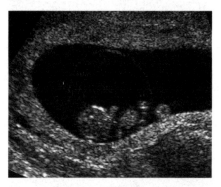

图 7-20　羊膜囊(2)

妊娠 9+ 周,妊娠囊内见完整的圆形羊膜囊,胚胎位

于羊膜囊中,卵黄囊位于羊膜囊外(羊膜囊右侧)

五、胎盘

当胚泡植入子宫内膜后,胚泡周围的滋养层细胞侵入子宫内膜。参与这个过程的绒毛累及整个胚泡的表面,被侵蚀的内膜包括包蜕膜和底蜕膜。随后,植入底部(即底蜕膜处)的妊娠囊滋养层越来越增生,称为致密绒毛膜。以后,形成早期胎盘(placenta,PL)。而近宫腔处(包蜕膜)的绒毛渐渐稀疏变薄,成为平滑绒毛膜。

声像图上,最早见到的是妊娠囊周围的绒毛膜环,即双环征的内环,其回声较强。开始时,内环周壁的厚度差不多,因为绒毛膜囊四周都有绒毛。8周后部分表面的绒毛(包蜕膜处)开始退化,强回声环变薄,而其余部分则出现增厚改变。到10~12周,超声就能显示较明显的胎盘声像图了,呈均匀的回声较强的新月形结构。

此外,早孕期超声还能发现双胎或多胎妊娠;鉴别绒毛膜性;观察双胎或多胎妊娠的转归;诊断异位妊娠及葡萄胎;早期发现某些胎儿异常和观察卵巢情况等。

第二节　孕中、晚期

一、中、晚孕期超声检查的适应证

孕妇在中晚孕期应常规地进行产前超声检查,当具有下列情况时,产前超声检查更为必要。

(1)不确定胎儿孕龄时帮助估计胎儿孕龄。

(2)评价胎儿生长发育状况及评估胎盘成熟度。

(3)孕期出现不明原因阴道流血或流液。

(4)怀疑胎死宫内。

(5)临床体检时发现子宫大小所对应孕周与孕妇自述孕周出现明显差异时。比如,孕妇孕前月经不规律、羊水过多、羊水过少、多胎、胎儿生长受限以及某些胎儿畸形等。

(6)随访观察和确认胎儿畸形。

(7)判断母体盆腔肿物的位置和性质。

(8)母体血清 AFP 值异常。

(9)辅助特殊操作,如宫颈功能不全时辅助进行宫颈环扎术、指导羊水穿刺及脐血穿刺等。

(10)判定胎方位。

(11)观察产程。

(12)对既往有先天性异常胎儿生育史的高危孕妇进行评价。母体高危因素可能增加出生先天异常胎儿的风险性。具体包括孕妇年龄、孕妇疾病如糖尿病、系统性红斑狼疮等。其他高危因素还包括既往产过染色体异常的胎儿,或者有服用已知的致畸药物或有导致胎儿缺陷因素的接触史等。

二、中、晚孕期超声的局限性

在每次检查之前,妇产科医师及超声科医师均应对孕妇及家属进行告知:超声是一种影像学检查方法,超声诊断意见仅供临床参考,不能作为最终结论。无论多么高档的超声仪器均有其局限性,不可能显示胎儿所有器官及其功能。而且超声检查还可能受孕妇体形、孕妇腹壁瘢痕、多胎妊娠、胎儿过大、胎儿过小、胎儿体位、骨骼回声及羊水量多少等影响而显示不清。还有些胎儿异常是动态变化的,在没有发展到一定程度时,超声检查是无法发现的。所以美国妇产科医师协会有警告说:"不管使用哪种方法,亦不管妊娠在哪一阶段,即使让最有名的专家进行彻底的检查,期望能够将所有的胎儿畸形均能被检测出是不现实也是不合情理的。"

三、中、晚孕期超声检查标准切面

中晚孕期超声检查时,应按一定的顺序扫查,比如可以遵循胎儿颅脑→颜面→脊柱→胸部→腹部→四肢→胎盘→脐带→羊水的顺序扫查,以免遗漏。

(一)胎儿头颅

观察胎儿头颅时,一系列横切面是较易获得的,对诊断也是最有帮助的。只需将探头置于胎头左侧或右侧,声束平面垂直于脑中线,从颅顶至颅底平行移动扫查即可。在这一系列横切面中,最重要的有丘脑水平横切面、侧脑室水平横切面和小脑水平横切面。

1.丘脑水平横切面

丘脑水平横切面也称双顶径与头围测量切面,是最重要的颅脑切面。在此切面上进行双顶径及头围测量。标准的丘脑水平横切面应看到:颅骨呈类椭圆形环形强回声,左右对称,脑中线居中,不连续。脑中线中前约 1/3 处可见类长方形的液性暗区,为透明膈腔,其宽度不应超过 10 mm。在丘脑水平横切面的标志性结构是脑中线两侧对称的椭圆形低回声团,即丘脑,其周围可看到低回声的大脑。两丘脑之间为裂隙样的第三脑室,其宽度不应超过 2 mm。在丘脑水平横切面上,远场结构应清楚显示,近场结构因颅骨骨化可显示不清,注意此切面上不应显示小脑半球横断面。测量双顶径时,光标应从近侧颅骨的外缘移至远侧颅骨的内缘,测量与脑中线垂直的最大径(图 7-21)。测量头围时,光标应围绕颅骨强回声外缘,不包括头皮软组织(图 7-22)。

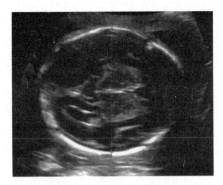

图 7-21 双顶径测量图

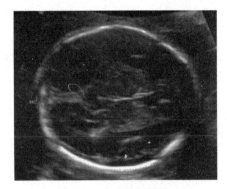

图 7-22 头围测量图

该切面可能检查出的异常：无脑畸形、露脑畸形、前脑无裂畸形、脑裂、Galen静脉瘤、胼胝体发育不良、小头畸形、蛛网膜囊肿、脑膜脑膨出、畸胎瘤等。

2.侧脑室水平横切面

在此切面上测量侧脑室体部及后角宽度，为诊断侧脑室扩张及脑积水提供依据。标准的侧脑室水平横切面应看到：颅骨呈类椭圆形环形强回声，左右对称，脑中线居中，不连续。脑中线中前约 1/3 处可见类长方形的透明膈腔，在侧脑室水平横切面上最引人注意的标志性结构是颅脑偏后方的远场液性暗区，即侧脑室，其内可见高回声团，为脉络丛。测量侧脑室体部宽度时，光标应分别放置在远场脉络丛后端水平的侧脑室内壁处，垂直于脑室壁进行测量（图 7-23）。颅骨正常骨化的胎儿在此切面应看不清近场侧脑室，若想看清近场侧脑室，需等待胎儿变换体位至目前的近场侧脑室移至远场（即在宫内旋转 180°）才能准确测量。一般来说，侧脑室体部和后角测值相近，在整个孕期均<10 mm。当测值≥10 mm而<15 mm 时，称为侧脑室扩张。当测值>15 mm 时，则称为脑积水。诊断侧脑室扩张及脑积水时，一定注意测量的方法要正确，否则可能有假阳性结果出现。

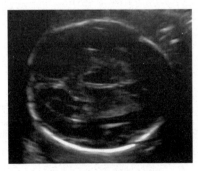

图 7-23 侧脑室测量图

该切面可能检查出的异常:侧脑室扩张、脑积水、脑出血等。

3.小脑水平横切面

侧脑室水平横切面显示后,将探头后移,可以获得小脑水平横切面。在这个切面上,颅骨呈类椭圆形环形回声,左右对称,脑中线居中,不连续,脑中线中前约 1/3 处可以看到类长方形的透明隔腔。这个平面最引人注意的是颅内后部的小脑,小脑半球左右对称,中孕期呈低回声,晚孕期可见较多高回声条。两小脑半球之间为高回声的蚓部。蚓部前方的液性暗区为第四脑室,后方的液性暗区为小脑延髓池(图 7-24)。测量小脑横径时,光标应分别放置于左右小脑半球最外缘,其连线应垂直于脑中线。测量小脑延髓池时,光标应分别放置于脑中线上小脑蚓部后缘及枕部颅骨强回声环内缘,在整个孕期,小脑延髓池的前后径测量值应在 2~10 mm。颈褶(nuchal fold,NF)厚度的测量是从枕部颅骨强回声环外缘至皮肤强回声线外缘,为脑中线的延长线。

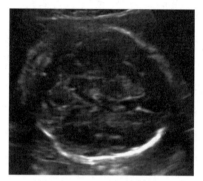

图 7-24　小脑水平横切面

该切面可能检查出的异常:Dandy-Walker 综合征、小脑发育不良等。

(二)胎儿颜面部

胎儿颅脑检查后,探头可向胎儿前部移动,观察胎儿颜面部。有三个重要切面:双眼球水平横切面(图 7-25)、鼻唇冠状切面(图 7-26)及颜面部正中矢状切面(图 7-27)。

1.双眼球水平横切面

声束从胎儿面部前方向后方扫查,双眼球应同时显示,左右对称,大小相等,并应观察到双眼球内对称的晶体。在该切面上可测量眼内距、眼外距和眼眶横径。眼内距是指双眼眼眶内侧壁间的距离,眼外距是指双眼眼眶外侧壁之间的距离,眼眶横径是指眼球最大横径(左右径)。20 周以上的胎儿的眼内距应与眼眶横径测值相近。该切面还是进行胎儿颜面部横断扫查的基准切面。

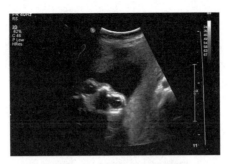

图 7-25 双眼球水平横切面

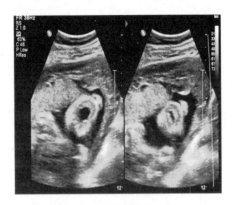

图 7-26 鼻唇冠状切面

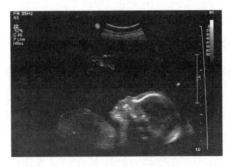

图 7-27 颜面部正中矢状切面

该切面可能检查出的异常:无眼畸形、独眼畸形、小眼畸形、眼距过近和眼距过远等。

2.鼻唇冠状切面

显示双眼球水平横切面之后,探头旋转大约90°,使得声束平面与胎儿面部平行,然后前后调整,观察鼻、上下唇及颏部。标准的鼻唇冠状切面应显示双侧鼻孔、鼻中隔、人中、上唇、下唇及颏部,双侧嘴角应显示完整。这个平面是唇裂的筛查切面。超声可以诊断Ⅱ度以上唇裂。

该切面可能检查出的异常：唇裂、单鼻孔、喙鼻、面斜裂、口腔畸胎瘤等。

3.颜面部正中矢状切面

显示双眼球水平横切面之后，探头旋转大约90°，使得声束平面与胎儿面部垂直，声束通过胎儿鼻尖处做矢状切面扫查，观察胎儿额部、鼻、上唇、下唇、下颌等。该平面不应显示鼻孔、眼球等结构。

该切面可能检查出的异常：鼻骨缺如、口腔畸胎瘤、小下颌等。

(三)胎儿脊柱

应从矢状面、冠状面和横断面3个方面全面观察胎儿脊柱。观察骨骼的连续性、弯曲度、骨化程度及其表面皮肤的完整性。胎儿脊柱的观察受体位影响较大，比如胎儿仰卧位时脊柱不易观察，臀位时骶尾部也较难显示，此时应在报告中如实描述。

当羊水量足够时，胎儿脊柱矢状切面应显示脊柱骨骼的全长及其表面软组织覆盖情况。正常脊柱从颈段至腰段呈两条串珠状平行光带，骶尾部融合并略后翘。

该切面可能检查出的异常：脊柱裂、脊柱后凸等。

(四)胎儿胸部

检查胎儿胸部可从矢状面、冠状面和横断面3个方面全面观察。胎儿胸部检查的重点是肺脏、心脏和双侧膈肌。

1.左右膈肌矢状切面

显示脊柱矢状切面之后，探头向胎儿身体两侧分别移动，可分别观察双侧肺脏及膈肌。当然也可以在显示脊柱矢状切面之后，探头移向胎儿身体一侧，声束向另一侧呈冠状切面扫查胎儿肺脏和膈肌。连续扫查时，双侧膈肌低回声带应连续完整，双侧肺脏呈均匀高回声。心脏应位于双侧肺脏之间、膈肌上方，胃泡无回声区应位于膈肌下方。观察时应注意胸腹腔比例，有无胸腔异常塌陷或腹部异常膨隆。

该切面可能检查出的异常：膈疝、膈膨升、肺囊腺瘤、隔离肺、胸腔积液等。

2.四腔心切面

四腔心切面是在观察心脏的一系列切面中最重要的切面。四腔心切面是在胎儿胸部水平的一个横切面，应看到一根完整的肋骨和心脏的左右房室腔。正常心脏应主要位于左侧胸腔内，心尖指向左前方，心轴(即从胎儿心底部沿房间隔与室间隔长轴方向的连线和胎儿脊柱与向胸骨正中连线之间的夹角)偏左

（45°±20°）。四腔心面积与同水平胸廓面积之比为1：4～1：3。于脊柱前方可看到一个小类圆形无回声区，动态观察时可看到其搏动，此为降主动脉横断面。其前方离脊柱最近的心腔为左心房，左心房靠近脊柱一侧经常可以看到两条管状无回声区与之相通，此为肺静脉。左心房内可以看到卵圆瓣随心动周期运动，卵圆瓣附着于房间隔上近卵圆孔处。卵圆孔另一侧为右心房，右心房前方为右心室，左心房前方为左心室，左右心房之间为房间隔，左右心室之间为室间隔。室间隔回声应连续完整，厚度与心室壁相近。20～26周时，左心房与右心房大小相近、左心室与右心室大小相近。孕28周以后至胎儿出生前，正常胎儿右心室较左心室略大。左心室略呈椭圆形，右心房略呈三角形，右心室内可见节制索，也叫调节束，为一中等回声带，一端附着于室间隔的中下1/3处，一端附着于右心室心尖部。左心房与左心室之间为二尖瓣，右心房与右心室之间为三尖瓣，实时超声下可看到心室的收缩、舒张运动及二、三尖瓣的开放、关闭运动，二、三尖瓣应同时向心室侧开放，开放幅度基本相等。二、三尖瓣关闭时与房、室间隔在心脏中央形成"十"字交叉，但二、三尖瓣在室间隔的附着位置不在同一水平，三尖瓣更近心尖，而二尖瓣更近心底，两者之间距离不应＞2 mm。彩色多普勒检测时，应观察房室瓣血流方向及宽度，观察室间隔水平有无分流。若彩色多普勒观察到异常，应行频谱多普勒进一步检测。

　　该切面可能检查出的异常有单心室、单心房、心室发育不良、完全型心内膜垫缺损、三尖瓣下移畸形、房室瓣闭锁、大型室间隔缺损、心肌肥厚、心包积液和心脏肿瘤等。

　　3.左心室流出道切面

　　显示四腔心切面之后，将探头略向胎儿头侧方向旋转，即可获得左心室流出道切面（图7-28）。在这个切面应看到主动脉自左心室发出，升主动脉前壁与室间隔相连续，后壁与二尖瓣前叶相连续。

　　4.右心室流出道切面

　　显示左心室流出道切面之后，将探头继续向胎儿头侧方向旋转，即可获得右心室流出道切面。在这个切面应看到肺动脉与自右心室发出，动态观察可看到主肺动脉发出后主干很短，随即分为动脉导管、左肺动脉、右肺动脉3支。

　　探头从左心室流出道切面向右心室流出道切面旋转的过程中，还应注意观察左、右心室流出道在心底水平是否交叉，主肺动脉内径是否略宽于主动脉内径。多普勒检测时，应注意主动脉及肺动脉内血流的方向和速度，有无湍流。

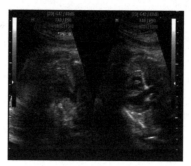

图 7-28 左、右心室流出道切面

RVOT:右心室流出道;LVOT:左心室流出道

左、右心室流出道切面可能检查出的异常:大动脉转位、心室双出口、肺动脉瓣狭窄或闭锁、主动脉瓣狭窄或闭锁、主动脉骑跨、永存动脉干等。

(五)胎儿腹部

胎儿腹部主要观察的内容有肝脏、胃泡、肾脏、肠管、膀胱、前腹壁,以及腹腔有无积液。正常胃泡和脾脏位于左侧腹腔,大部分肝脏位于右侧腹腔,少部分位于左侧腹腔,胆囊位于肝脏下方,下腔静脉位于脊柱右前方,腹主动脉位于脊柱左前方。

1.腹围测量切面

该切面显示腹部呈圆形或椭圆形(图 7-29),脊柱为横切面,胎儿胃泡及胎儿肝内脐静脉1/3段同时显示,胎儿肝脏为均匀中等回声,胎儿胃泡为无回声椭圆形或牛角形结构,其大小与形状与吞咽的羊水量有关。腹围应沿胎儿腹壁皮肤外缘测量。

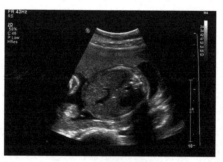

图 7-29 腹围测量切面

该切面可能检查出的异常:十二指肠闭锁、食管闭锁、胆总管囊肿等。

2.双肾切面

在显示腹围水平横切面之后,探头向胎儿尾侧平行移动,可获得双肾水平横切面,在这个切面上于脊柱两侧分别可以看到一圆形肾脏横断面,测量肾积水时应在此切面上测量肾盂分离的前后径。双肾和脊柱前方可见肠管回声。在显示双肾水平横切面后,将探头旋转90°,使声束与脊柱长轴平行,向左右分别摆动探头可获得双肾纵切面或冠状切面,在双肾纵切面上可以看到双肾呈椭圆形,中心部为高回声肾窦,其周可见弱回声髓质和低回声的皮质。在双肾冠状切面上可见双肾同时显示,位于脊柱两侧,呈蚕豆形。两侧肾上腺包绕着肾脏上极,左侧肾上腺呈半月形,右侧肾上腺呈三角形。

双肾切面可能检查出的异常有肾积水、肾不显示、多囊肾、多囊性肾发育不良和肠管扩张等。

3.脐带腹壁入口腹部横切面

在显示双肾水平横切面之后,探头向胎儿尾侧平行移动,可获得脐带腹壁入口腹部横切面(图 7-30)。在这个切面上应看到脐带自胎儿腹前壁正中发出,周围无包块,羊膜腔内无游离肠管。此切面还是观察胎儿腹腔内肠管的主要切面。中期妊娠时,肠道一般呈管壁回声略强、内含小无回声暗区的蜂窝状结构,肠管回声低于脊柱回声。

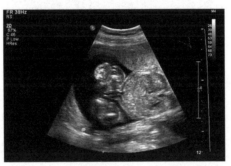

图 7-30 脐带腹壁入口腹部横切面

该切面可能检查出的异常:脐膨出、腹裂畸形和肠管扩张等。

4.脐动脉水平膀胱横切面

在显示脐带出口切面后,探头向胎儿尾侧旋转,可获得脐动脉膀胱水平切面。在这个切面上可以看到胎儿下腹部中央为无回声的膀胱,CDFI 检测应于膀胱两侧各见一根脐动脉,在胎儿脐部汇合。在中孕期,该切面是诊断单脐动脉的筛查切面。但晚孕期最好在脐带游离段短轴切面诊断,以免出现假阳性。

该切面可能检查出的异常:包括后尿道闭锁和单脐动脉等。

(六)胎儿四肢

检查胎儿四肢时,应遵循连续顺序追踪扫查法,自近心端向远心端分节段扫查。观察内容:双侧肱骨、尺骨、桡骨、股骨、胫骨及腓骨的骨干形态、长度及双手和双足姿势。

1.胎儿上肢

于胎儿肩部水平横切,可看到胎儿双侧肩胛骨,旋转探头,可追踪到胎儿上臂及其内的肱骨(图 7-31),显示肱骨长轴后冻结图像,测量肱骨长度,测量时应将光标放置在肱骨两端的中点处,然后再从肱骨远端向远心端追踪,横切胎儿前臂,确认前臂有尺、桡两根长骨之后,将探头旋转90°,得到前臂长轴图像。尺骨和桡骨可能是平行的,也可能是交叉的,尺骨较桡骨稍长,与肱骨长度相近,尺骨近端粗、远端细,桡骨近端细、远端粗。探头继续向远心端移动,可见到胎儿双手,中孕早期一般胎儿双手展开,18 周之后一般都自然呈握拳状,所以如果想检查胎儿手指数目,最好在 14～15 周方便一些。

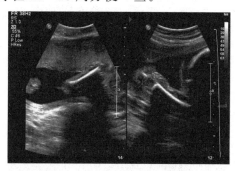

图 7-31　双侧肱骨长轴切面

2.胎儿下肢

于胎儿髂骨水平横切,可看到胎儿双侧髂骨,旋转探头,可追踪到胎儿大腿及其内的股骨,显示股骨长轴后冻结图像(图 7-32),测量股骨长度,测量时应将光标放置在股骨两端的中点处,然后再从股骨远端向远心端追踪,横切胎儿小腿,确认小腿有胫、腓两根长骨之后,将探头旋转90°,得到小腿长轴图像。胫骨和腓骨一定是平行的,胫骨较腓骨稍长,且与股骨长度相近。探头继续向远心端移动,可见到胎儿双足,胎儿小腿矢状切面上不应看到足底影像,应看到小腿与足底为相互垂直关系。一般胎儿足长与股骨长相等。

胎儿肢体切面可能检查出的异常:致死性短肢畸形、肢体缺如等。

(七)其他切面

1.宫颈内口矢状切面

孕妇适当充盈膀胱,探头于盆腔纵切,观察孕妇宫颈及其周围组织(图 7-33)。

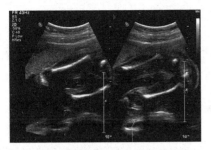

图 7-32　双侧股骨长轴切面

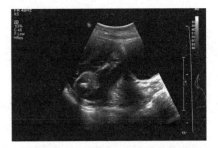

图 7-33　宫颈内口矢状切面

该切面可能检查出的异常：前置胎盘、血管前置、宫颈功能不全等。

2.脐动脉频谱

在脐动脉游离段行频谱多普勒检测，调节声束方向与该处脐动脉尽可能平行，可得到胎儿心率、S/D 等数据。

3.胎盘

全面观察胎盘实质、基膜和胎盘胎儿面，在胎盘实质最厚处测量胎盘厚度，尽可能寻找胎盘脐带入口。注意观察胎盘下缘位置。

4.羊水

于宫腔内垂直于水平面（注意不是垂直于孕妇腹壁）测量羊水最深处，测量时应避开胎儿肢体和脐带。羊水测量深度≥8 cm 为羊水过多，≤2 cm 为羊水过少。羊水指数：以孕妇肚脐为中心，将腹部分为四个象限，分别测量四个象限的羊水深度，相加得到羊水指数。羊水指数≥25 cm 为羊水过多，≤5 cm 为羊水过少。

该切面可能检查出的异常：羊水过多、羊水过少等。

参 考 文 献

［1］郑娜.实用临床医学影像诊断［M］.青岛:中国海洋大学出版社,2020.

［2］翟红.新编医学影像学［M］.济南:山东大学出版社,2021.

［3］褚华鲁.现代常见疾病影像诊断技术［M］.西安:陕西科学技术出版社,2020.

［4］沈娟.影像解剖与临床应用［M］.长春:吉林大学出版社,2021.

［5］卞磊.临床医学影像学［M］.北京:中国大百科全书出版社,2020.

［6］叶玉泉.实用腹部疾病超声诊断［M］.哈尔滨:黑龙江科学技术出版社,2020.

［7］于广会,肖成明.医学影像诊断学［M］.北京:中国医药科技出版社,2020.

［8］陈宝定,李嘉,邓学东.超声新技术临床应用［M］.北京:科学技术文献出版社,2021.

［9］曹阳.医学影像检查技术［M］.北京:中国医药科技出版社,2020.

［10］廖建梅,杨舒萍,吕国荣.现代妇科超声诊断与治疗［M］.福州:福建科学技术出版社,2021.

［11］陈晶.CTMR 特殊影像检查技术及其应用［M］.北京:人民卫生出版社,2020.

［12］郭广春.现代临床医学影像诊断［M］.开封:河南大学出版社,2021.

［13］汪联辉,宋春元,吴江.分子影像与精准诊断［M］.上海:上海交通大学出版社,2020.

［14］田兴松.甲状腺疑难病例影像解析［M］.北京:科学出版社,2021.

［15］贾晋卫.临床医学影像诊断与应用［M］.哈尔滨:黑龙江科学技术出版社,2021.

［16］胡晗宇,张术波,周玉堂.现代常见疾病超声诊断技术［M］.汕头:汕头大学

出版社,2020.

[17] 李超.实用医学影像诊断精要[M].哈尔滨:黑龙江科学技术出版社,2021.

[18] 江洁,董道波,曾庆娟.实用临床影像诊断学[M].汕头:汕头大学出版社,2019.

[19] 刘鹏.当代医学影像技术[M].长春:吉林科学技术出版社,2019.

[20] 蔡东梅.新编医学影像诊断学[M].长春:吉林科学技术出版社,2019.

[21] 姜玉新.超声科诊疗常规[M].北京:中国医药科学技术出版社,2020.

[22] 周兆欣.实用影像学鉴别与诊断[M].开封:河南大学出版社,2019.

[23] 吴二丰,王星伟.胸部常见疾病影像诊断思路[M].北京:科学技术文献出版社,2021.

[24] 霍启祥.新编临床医学影像诊断[M].青岛:中国海洋大学出版社,2019.

[25] 霍学军,杨俊彦,付强,等.医学影像诊断与放射技术[M].青岛:中国海洋大学出版社,2021.

[26] 刘岷.现代超声影像诊断进展[M].北京:科学技术文献出版社,2019.

[27] 白秋云.医学影像技术与临床诊断[M].北京:科学技术文献出版社,2019.

[28] 梁靖.新编临床疾病影像诊断学[M].汕头:汕头大学出版社,2019.

[29] 山君来.临床CT、MRI影像诊断[M].北京:科学技术文献出版社,2019.

[30] 郑继慧,王丹,王嵩.临床常见疾病影像学诊断[M].北京:中国纺织出版社,2021.

[31] 韩岩冰,聂存伟,李成龙,等.实用医学影像技术与诊疗应用[M].合肥:中国科学技术大学出版社,2021.

[32] 张瑞博.颅脑损伤患者CT影像学特点及其与预后的相关性分析[J].山西医药杂志,2022,51(8):871-873.

[33] 鲍保成,陆玉敏.CT影像组学在甲状腺结节中的价值研究[J].影像研究与医学应用,2021,5(16):1-25.

[34] 郭艳丽.腹部超声联合阴道超声在孕早期胎儿畸形中的诊断效能[J].中国民康医学,2022,34(4):134-136.

[35] 卢钰,尹加伟,陈成彩.先天性心脏病影像学应用进展[J].影像研究与医学应用,2021,5(16):20-21.

[36] 方芳.超声检查对肾脏小结石的诊断效果研究[J].基层医学论坛,2021,25(19):2747-2749.